景岳全书系列之五

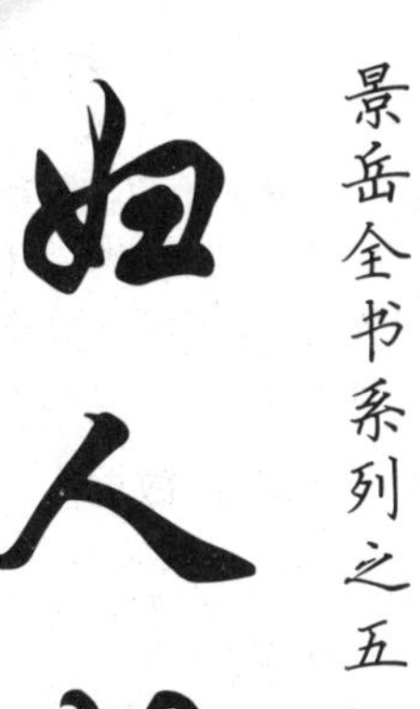

明·张景岳 著

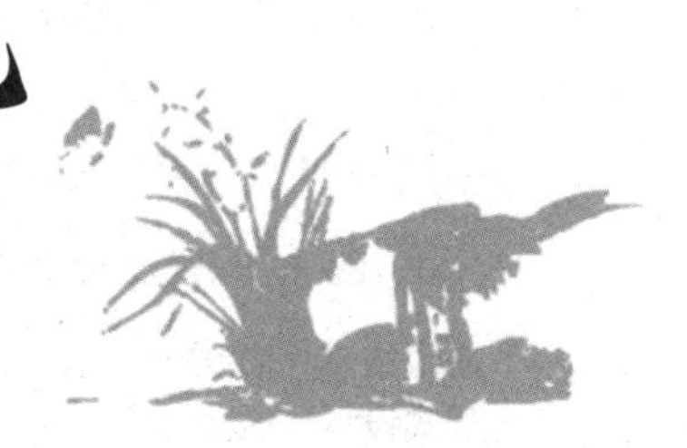

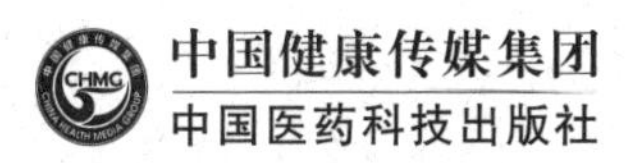

内容提要

本书为《景岳全书》卷三十八至三十九，论述了经带孕胎产诸疾证治。全书分为总论、经脉、胎孕、产育、产后、带浊遗淋、乳病、子嗣、癥瘕、前阴等类，依据女性生理特点和病变规律，论述妇科诊治法则。张氏认为妇科病证多有情志病因，且应注重四诊合参。适合中医妇科从业者、中医理论研究者及中医爱好者参考学习。

图书在版编目（CIP）数据

妇人规／（明）张景岳著．—北京：中国医药科技出版社，2017.9（2024.11 重印）

（景岳全书系列）

ISBN 978－7－5067－9491－6

Ⅰ．①妇…　Ⅱ．①张…　Ⅲ．①中医妇科学—中医临床—中国—明代　Ⅳ．①R271.1

中国版本图书馆 CIP 数据核字（2017）第 197586 号

美术编辑　陈君杞
版式设计　麦和文化

出版　**中国健康传媒集团**｜中国医药科技出版社
地址　北京市海淀区文慧园北路甲 22 号
邮编　100082
电话　发行：010－62227427　邮购：010－62236938
网址　www.cmstp.com
规格　880×1230mm 1/32
印张　3 3/4
字数　73 千字
版次　2017 年 9 月第 1 版
印次　2024 年11月第 3 次印刷
印刷　河北环京美印刷有限公司
经销　全国各地新华书店
书号　ISBN 978－7－5067－9491－6
定价　10.00 元

获取新书信息、投稿、为图书纠错，请扫码联系我们。

景岳全书系列
编 委 会

出版者的话

《景岳全书》为明代著名医家张景岳所著，成书于1640年，共64卷。本次整理为了便于读者检阅，特将全书分为9个分册，原卷一至卷六合为《传忠录》，论阴阳六气；卷四至卷六合为《脉神章》，论诸家脉法精要；卷七与卷八合为《伤寒典》，论四时外感证治；卷九至卷三十七合为《杂证谟》，详论杂证；卷三十八至三十九合为《妇人规》，论女子经带孕胎产之病；卷四十至四十五合为《小儿则》，论述小儿常见病及痘疹之病的证治；卷四十六至四十七合为《外科钤》，论述外科病的治则、治法与方药；卷四十八至四十九《本草正》，载常用药300种，详述其性味、功效、禁忌等；卷五十至卷六十四合为《八阵方》，依次为新方八阵、古方八阵、妇人方、小儿方、痘疹方及外科方。

张景岳（1563～1640），字会卿，名介宾，别号通一子，明代著名医家。因其善用熟地，又被称为“张熟地”，其为古代中医温补学派的代表人物，被称为“医中杰士”“仲景之后，千古一人”。著有《类经》《类经附翼》《景岳全书》《质疑录》等书。

本次整理，以岳峙楼本为底本，以四库本为校本。若底本与校本有文字互异处，则择善而从。具体原则如下。

1. 全书加用标点符号，采用简体横排。底本中繁体字、异体字径改为简化字，古字以今字律齐，方位词右、左改为上、下。

2. 凡底本、校本中明显的错字、讹字、避讳字，或笔画略有舛误，经核实无误后予以径改，不再出注。

3. 凡底本、校本不一致的情况，据文义酌情理校。

4. 书中中医专用名词规范为目前通用名称。如“龟板”改为“龟甲”，“杏人”改为“杏仁”，“栝楼”改为“瓜蒌”等。

5. 凡入药成分涉及国家禁猎和保护动物的（如犀角、虎骨等），为保持古籍原貌，原则上不改。但在临床运用时，应使用相关的代用品。

恐书中难免有疏漏之处，敬祈同仁惠予教正，是为至盼。

中国医药科技出版社

2017年7月

序　一

人情莫不欲寿，恒讳疾而忌医，孰知延寿之方，非药石不为功；得病之由，多半服食不审，致庸医之误人，曰药之不如其勿药，是由因噎废食也。原夫天地生物，以好生为心，草木、金石、飞潜、溲渤之类，皆可已病，听其人之自取。古之圣人，又以天地之心为己心，著为《素问》《难经》，定为君臣佐使方旨，待其人善用之。用之善，出为良医，药石方旨，惟吾所使，寿夭荣谢之数，自我操之，如执左券，皆稽古之力也。庸医反是，执古方，泥古法，罔然不知病所自起，为表、为里，为虚、为实，一旦杀人，不知自反，反归咎于食忌，洗其耻于方册，此不善学者之过也。故曰：肱三折而成良医，言有所试也。不三世不服其药，言有所受之也。假试之知而不行，受之传而不习，己先病矣，己之不暇，何暇于已人之病？是无怪乎忌医者之纷纷也。

越人张景岳，豪杰士也。先世以军功起家，食禄千户，世袭指挥使。结发读书，不呫呫章句。初学万人敌，得鱼腹八阵不传之秘，仗策游侠，往来燕冀间，慨然有封狼胥、勒燕然之想，榆林、碣石、凤城、鸭江，足迹几遍。投笔弃繻，绝塞失其天险；谈兵说剑，壮士逊其颜色。所遇数奇，未尝浼首求合也。由是落落难偶，浩歌归里，肆力于轩岐之学，以养其亲。遇有危证，世医拱手，得其一匕，瞿然起矣。常出其平生之技，著为医学全书，凡六十有四卷。语其徒曰：医之用药，犹用兵也。治病如治寇攘，知寇所在，精兵攻之，兵不血刃矣。故所著书，仿佛八阵遗意。古方，经也；新方，权也。经权互用，天下无难事矣。书既成，限于赀，未及流传而殁，遗草属诸外孙林君日蔚。蔚载与南游，初见赏于方伯鲁公，捐赀付梓。板成北去，得其书者，视为肘后之珍，世罕见之。余生平颇好稽古，犹专意于养生家言，是书诚养生之秘笈也。惜其流传不广，出俸翻刻，公诸宇内。善读其书者，庶免庸医误人之咎，讳疾忌医者，毋因噎而废食也可。

时康熙五十年岁次辛卯孟春两广运使

瀛海贾棠题于羊城官舍之退思堂

序　二

我皇上御极五十年，惠政频施，仁风洋溢，民尽雍熙，物无夭札，故无借于《灵枢》《素问》之书，而后臻斯于寿域也。虽然，先文正公有言：不为良相，当为良医。乃知有圣君不可无良相，而良医之权又于良相等，医之一道，又岂可忽乎哉！自轩辕、岐伯而下，代有奇人，惟长沙张仲景为最著。厥后，或刘、或李、或朱，并能以良医名，然其得力处，不能不各循一己之见，犹儒者尊陆、尊朱，异同之论，纷纷莫一。

越人张景岳，盖医而良者也。天分既高，师古复细，是能融会百家，而贯通乎诸子者。名其书曰"全"，其自负亦可知矣。他不具论，观其逆数一篇，逆者得阳，顺者得阴，降以升为主，此开阴阳之秘，盖医而仙者也。世有以仙为医，而尚不得谓之良哉？而或者曰：医，生道也；兵，杀机也。医以阵名，毋乃不伦乎？不知元气盛而外邪不能攻，亦犹壁垒固而侵劫不能犯也。况兵之虚实成败，其机在于俄顷；而医之寒热攻补，其差不容于毫发。孰谓医与兵之不相通哉？若将不得人，是以兵与敌也；医不得人，是以人试药也，此又景岳以“阵”名篇之微意也。

是书为谦庵鲁方伯任粤时所刻，纸贵五都，求者不易。转运使贾君，明于顺逆之道，精于升降之理，济世情殷，重登梨枣。余于庚寅孟冬，奉天子命，带星就道，未获观其告竣。阅两月，贾君以札见示，《景岳全书》重刻已成，命余作序。余虽不敏，然以先文正公良医良相之意广之，安知昔日之张君足为良医，而异日之贾君不为良相，以佐我皇上万寿无疆之历服耶？故为数语以弁卷首。

闽浙制使沈阳范时崇撰

序　三

天地之道，不过曰阴与阳，二气之相宣，而万物于以发育。人固一物耳，皆秉是气以生，赋以成形，不能无所疵疠，而况物情之相感，物欲之相攻，此疾疢之所由兴，往往至于夭札而莫之拯。有古圣人者起，为斯民忧，调健顺之所宜，酌刚柔之所济，分疏暑寒燥湿之治理，而著之为经，至今读《灵枢》《素问》诸篇，未尝不叹圣人之卫民生者远也。及览《汉史·方技传》，若仓公、扁鹊之流，多传其治疾之神奇而其方不著。洎仲景、立斋、丹溪、东垣辈出，多探其精微，勒为成书，以嬗后世及诸家踵接，各祖所传，同途异趋，且致抵牾，即有高识之士，览之茫无津涯，欲求其会归，卒未易得也。越人张景岳者，少负经世才，晚专于医，能决诸家之旨要，乃著集六十有四卷，以集斯道之大成。其甥林汝晖携之至岭外，为鲁谦庵方伯所赏识，始为之梓行，凡言医之家，莫不奉为法守。后其板浸失，贾青南都运复刊之，寻挟以北归，其行未广。余族子礼南客粤，以其才鸣于时，而尚义强仁，有古烈士之概。慨是书之不广暨也，毅然倡其同志诸君，醵金以授梓人，锓板摹发。会余奉命典试，事竟，礼南从余游，出其书视余，请为弁首。余读其集分八阵，阵列诸科，科次以方，方征诸治，其义简，其法该，其功用正而神，是为百氏之正轨，而其究盈虚之理数，析顺逆之经权，则又与大《易》相参，而阴阳之道备是矣。学者苟得其体用，随宜而措施，则足以利济群黎，可无夭札之患。且今圣天子方臻仁寿，保合太和，至泽之涵濡，使天下咸登寿域。更得是书而广其术，行之四方，其于天地生物之心，圣人仁民之化，赞襄补益，厥用良多，而礼南诸君乐善之功，亦将与是集共传不朽。

癸巳科广东典试正主考翰林院编修查嗣瑮撰

全书纪略

先外祖张景岳公，名介宾，字会卿。先世居四川绵竹县，明初以军功世授绍兴卫指挥，卜室郡城会稽之东。生颖异，读书不屑章句，韬钤轩岐之学，尤所淹贯。壮岁游燕冀间，从戎幕府，出榆关，履碣石，经凤城，渡鸭绿，居数年无所就，亲益老，家益贫，翻然而归。功名壮志，消磨殆尽，尽弃所学而肆力于轩岐，探隐研神，医日进，名日彰，时人比之仲景、东垣云。苦志编辑《内经》，穷年缕析，汇成《类经》若干卷问世，世奉为金匮玉函者久矣。《全书》者，博采前人之精义，考验心得之玄微，以自成一家之书。首传忠录，统论阴阳六气、先贤可否，凡三卷；次脉神章，择诸家珍要精髓，以测病情，凡三卷；著伤寒为典，杂证为谟，妇人为规，小儿为则，痘疹为诠，外科为钤，凡四十一卷；采药味三百种，人参、附子、熟地、大黄为药中四维，更推参、地为良相，黄、附为良将，凡二卷；创药方，分八阵，曰补，曰和，曰寒，曰热，曰固，曰因，曰攻，曰散，名新方八阵，凡二卷；集古方，分八阵，名古方八阵，凡八卷；别辑妇人、小儿、痘疹、外科方，总皆出入古方八阵以神其用，凡四卷，共六十四卷，名《景岳全书》。是书也，继往开来，功岂小补哉！以兵法部署方略者，古人用药如用兵也。或云：公生平善韬钤，不得遂其幼学壮行之志，而寓意于医，以发泄其五花八门之奇。余曰：此盖有天焉，特老其才，救世而接医统之精传，造物之意，夫岂其微欤？是编成于晚年，力不能梓，授先君，先君复授日蔚。余何人斯，而能继先人之遗志哉？岁庚辰，携走粤东，告方伯鲁公。公曰：此济世慈航也！天下之宝，当与天下共之。捐俸付剞劂，阅数月工竣。不肖得慰藉先人，以慰先外祖于九原，先外祖可不朽矣。

外孙林日蔚跋

目录

总论类

妇人九证一

妇人诸病，本与男子无异，而其有异者，则惟经水胎产之属，故本门亦只列此九证，曰：经脉类，胎孕类，产育类，产后类，带浊类，乳病类，子嗣类，癥瘕类，前阴类。凡此九者，乃其最切之病，不得不另详方论。此外杂证，但与男子相同者，自有各门论治之法，故不以男女分而资赘于此。

论难易二

谚云：宁治十男子，莫治一妇人。此谓妇人之病不易治也。何也？不知妇人之病，本与男子同，而妇人之情，则与男子异，盖以妇人幽居多郁，常无所伸，阴性偏拗，每不可解。加之慈恋爱憎，嫉妒忧恚，罔知义命，每多怨尤，或有怀不能畅遂，或有病不可告人，或信师巫，或畏药饵，故染着坚牢，根深蒂固，而治之有不易耳，此其情之使然也。然尚有人事之难，如寇宗奭引黄帝之论曰：凡治病察其形气色泽，形气相得，谓之可治；色泽以浮，谓之易已；形气相失，色夭不泽，谓之难治。又曰：诊病之道，观人勇怯、骨肉、皮肤，能知其虚实，以为诊法。故曰：治之要极，无失色脉，此治之大则也。今富贵之家，居奥室之中，处帷幔之内，复有以绵帕蒙其手者，既不能行望色之神，又不能尽切脉之巧。使脉有弗合，未免多问，问之觉繁，必谓医学不精，往往并药不信，不知问亦非易，其有善问者，正非医之善者不能也。望闻问切，欲于四者去其三，吾恐神医不神矣。世之通患，若此最多，此妇人之所以不易也。故凡医家病家，皆当以此为意。

经 脉 类

经脉之本三

上古天真论曰：女子二七，天癸至，任脉通，太冲脉盛，月事以时下，故有子。盖天癸者，言后天之阴气，阴气足而月事通，是即所为月经也。正以女体属阴，其气应月，月以三旬而一盈，经以三旬而一至，月月如期，经常不变，故谓之月经，又谓之月信。夫经者，常也，一有不调，则失其常度而诸病见矣。然经本阴血，何脏无之？惟脏腑之血皆归冲脉，而冲为五脏六腑之血海，故经言太冲脉盛，则月事以时下，此可见冲脉为月经之本也。然血气之化，由于水谷，水谷盛则血气亦盛，水谷衰则血气亦衰，而水谷之海，又在阳明。考之痿论曰：阳明者，五脏六腑之海，主润宗筋，宗筋主束骨而利机关也。冲脉者，经脉之海也，主渗灌溪谷，与阳明合于宗筋。阴阳总宗筋之会，会于气街，而阳明为之长。是以男精女血，皆由前阴而降，此可见冲脉之血，又总由阳明水谷之所化，而阳明胃气又为冲脉之本也。故月经之本，所重在冲脉，所重在胃气，所重在心脾生化之源耳。其他如七情六淫、饮食起居之失宜者，无非皆心脾胃气之贼。何者当顾，何者当去，学者于此，当知所从矣。

经脉诸脏病因四

女人以血为主，血旺则经调，而子嗣、身体之盛衰，无不肇端于此，故治妇人之病，当以经血为先。而血之所主，在古方书皆言心主血、肝藏血、脾统血，故凡伤心、伤脾、伤肝者，均能为经脉之病。又曰：肾为阴中之阴，肾主闭藏；肝为阴中之阳，肝主疏泄。二脏俱有相火，其系上属于心，故心火一动，则相火翕然从之，多致血不静而妄行，此固一说。然相火动而妄行者有之，由火之盛也，若中气脱陷及门户不固而妄行者亦有之，此由脾肾之虚，不得尽言为火也。再如气道逆而不行者，有之。由肝之滞也，若精血败而不行者亦有之，此由真阴之枯竭，其证极多，不得误以为滞也。是固心脾肝肾四脏之病，而独于肺脏多不言及，不知血之行与不行，无不由气。如经脉别论曰：饮入于胃，游溢精气，上输于脾，脾气散精，上归于肺，通调水道，下输膀胱，水精四布，五经并行，合于四时五行阴阳，揆度以为常也。此言由胃达脾，由脾达肺，而后传布诸经。故血脱者当益气，血滞者当调气，气主于肺，其义可知。是皆诸经之当辨者如此。然其微甚本末，则犹有当辨者。盖其病之肇端，则或由思虑，或由郁怒，或以积劳，或以六淫、饮食，多起于心肺肝脾四脏，及其甚也，则四脏相移，必归脾肾。盖阳分日亏，则饮食日减，而脾气胃气竭矣。阴分日亏，则精血日涸，而冲任肾气竭矣。故余曰：阳邪之至，害必归阴；五脏之伤，穷必及肾。此源流之必然，即治疗之要着。故凡治经脉之病，或其未甚，则宜解初病，而先其所因；若其已剧，则必计所归，而专当顾本。甚至脾肾大伤，泉源日涸，由色淡而短少，由短少而断绝，此其枯竭已甚也。昧者无知，由云积血，而通之破之，祸不旋踵矣。

经不调五

经血为水谷之精气，和调于五脏，洒陈于六腑，乃能入于脉也。凡其源源而来，生化于脾，总统于心，藏受于肝，宣布于肺，施泄于肾，以灌溉一身，在男子则化而为精，妇人则上为乳汁，下归血海而为经脉。但使精气无损，情志调和，饮食得宜，则阳生阴长，而百脉充实，又何不调之有？苟不知慎，则七情之伤为甚，而劳倦次之。又或为欲不谨，强弱相凌，以致冲任不守者，亦复不少，此外则外感内伤，或医药误谬，但伤营气，无不有以致之。凡人有衰弱多病，不耐寒暑，不胜劳役，虽先天禀弱者常有之。然有以气血方长，而纵情亏损，或精血未满，而早为斫丧，致伤生化之源，则终身受害。此未病之先，所当深察而调之者也。若欲调其既病，则惟虚实阴阳四者为要，丹溪曰：先期而至者，血热也；后期而至者，血虚也。王子亨曰：阳太过则先期而至，阴不及则后时而来。其有乍多乍少，断绝不行，崩漏不止，皆由阴阳盛衰所致，是固不调之大略也。然先期而至，虽曰有火，若虚而挟火，则所重在虚，当以养营安血为主。矧亦有无火而先期者，则或补中气，或固命门，皆不宜过用寒凉也。后期而至者，本属血虚，然亦有血热而燥瘀者，不得不为清补，有血逆而留滞者，不得不为疏利。总之，调经之法，但欲得其和平，在详察其脉证耳。若形气脉气俱有余，方可用清用利。然虚者极多，实者极少，故调经之要，贵在补脾胃以资血之源，养肾气以安血之室，知斯二者，则尽善矣。若营气本虚而不知培养，则未有不日枯而竭者，不可不察也。凡经行之际，大忌寒凉等药，饮食亦然。

初虞世曰：经以月至，有常也。其来过与不及，皆谓之病。若荣血亏损，不能滋养百骸，则发落面黄，羸瘦燥热。燥气盛则金受邪，金受邪则为咳为嗽，为肺痈，为肺痿必矣。但助胃壮气，则荣血生而经自行。若果怒气逆，经闭不行，当用行气破血之剂。

《褚氏遗书》精血篇曰：男子精未通而御女以通其精，则五体有不满之处，异日有难状之疾。阴已痿而思色以降其精，则精不出而内败，小便涩而为淋。精已耗而复竭之，则大小便牵痛，愈痛则愈便，愈便则愈痛。女人天癸既至，逾十年无男子合则不调，未逾十年，思男子合亦不调。不调则旧血不出，新血误行，或渍而入骨，或变而为肿，后虽合而难子，合多则沥枯虚人，产众则血枯杀人。观其精血，思过半矣。

《产宝方·序论》曰：妇人以血为基本，苟能谨于调护，则血气宣行，其神自清，月水如期，血凝成孕。若脾胃虚弱，不能饮食，营卫不足，月经不行，肌肤黄燥，面无光泽，寒热腹痛，难于子息，或带下崩漏；血不流行则成瘕证。

薛立斋曰：经云二阳之病发心脾，有不得隐曲，为女子不月。故心脾平和，则百骸五脏皆润泽，而经候如常。苟或心脾受伤，则血无所养，亦无所统，而月经不调矣。是故调经者，当理心脾为主。丹溪先生亦曰：先期而至者，血热也，后期而至者，血虚也。窃谓先期而至者，有因脾经血燥，有因脾经郁火，有因肝经怒火，有因血分有热，有因劳役动火；过期而至者，有因脾经血虚，有因肝经血虚，有因气虚血弱。主治之法，脾经血燥者，加味逍遥散；脾经郁滞者，归脾汤；肝经怒火者，加味小柴胡汤；血分有热者，加味四物汤；劳役动火者，补中益气汤。其过期而至者，若脾经血虚，宜人参养营汤；肝经血少，宜六味地黄丸；气虚血弱，宜八珍汤。盖血生于脾，故云脾统血。凡血病当用苦甘之剂，以助其阳气而生阴血，俱属不足也。大凡肝脾血燥，四物汤为主；肝脾血弱，补中益气汤为主；肝脾郁结，归脾汤为主；肝经怒火，加味逍遥散为主。

又曰：胃者卫之源，脾者荣之本，荣出中焦，卫出上焦。卫不足，益之必以辛；荣不足，补之必以甘。甘辛相合，脾胃健而荣卫生，是以气血俱旺也。或因劳心虚火妄动，月经错行，宜安心补血泻火，此东垣先生治法也。

又曰：人之少有老态，不耐寒暑，不胜劳役，四时迭病，皆因气血方长而劳心亏损，或精血未满而早年斫丧，故其见证，难以名状。若左尺脉虚弱，或细数，是左肾之真阴不足也，用六味丸；右尺脉迟软，或沉细而数欲绝，是命门之相火不足也，用八味丸；至于两尺微弱，是阴阳俱虚，用十补丸。此皆滋其化源也，不可轻用黄柏、知母之类。设或六淫外侵而见证，亦因其气内虚，而外邪凑集耳，尤宜用前药。

调经论外备用方

加味八珍汤妇九四　补虚调经

调卫养营汤妇九五　退热调经

《金匮》胶艾汤妇九三　劳伤经血不止

《良方》当归散妇九六　妄行不止

四物二连汤妇百十三　血虚内热

补肝散妇九二　虚弱不调

益阴肾气丸补一二三　血虚不调

丹参散妇九七　调经止血

琥珀散妇百二　逐瘀通经

白芷散妇一二六　固经

《良方》黄龙汤妇八五　经后外感

《良方》人参汤妇七七　补虚调经

十全大补汤补二十　温补气血

六物煎新因二十　虚补最妙

血热经早六

凡血热者，多有先期而至，然必察其阴气之虚实。若形色多赤，或紫而浓，或去多，其脉洪滑，其脏气、饮食喜冷畏热，皆火之类也。

治血热有火者，宜清化饮主之。若火之甚者，如抽薪饮之类亦可暂用，但不可以假火作真火，以虚火作实火也。大都热则善流而愆期不止者，如续断、地榆、丹参、茜根、栀子之属皆可用。若微火阴虚而经多早者，治宜滋阴清火，用保阴煎之类主之。所谓经早者，当以每月大概论。所谓血热者，当以通身藏象论。勿以素多不调，而偶见先期者为早；勿以脉证无火，而单以经早者为热。若脉证无火，而经早不及期者，乃其心脾气虚，不能固摄而然，宜大营煎、大补元煎，或五福饮加杜仲、五味子之类主之。此辈极多，若作火治，必误之矣。若一月二三至，或半月或旬日而至者，此血气败乱之证，当因其寒热而调治之，不得以经早者并论。

血热论外方

《良方》续断汤妇二二

四物二连汤妇百十三

二黄散妇二十

一母丸妇三七

《良方》当归散妇九六

延年益嗣丹妇一三五

《奇效》四物汤妇百十一

子芩散妇一二二

血热经迟七

血热者经期常早，此营血流利及未甚亏者多有之。其有阴火内烁，血本热而亦每过期者，此水亏血少，燥涩而然。治宜清火滋阴，以加味四物汤、加减一阴煎、滋阴八味丸之类主之。

血寒经迟八

凡血寒者，经必后期而至。然血何以寒？亦惟阳气不足，则寒从中生，而生化失期，是即所谓寒也。至若阴寒由外而入，生冷由内而伤，或至血逆，或为疼痛，是又寒滞之证，非血寒经迟之谓也，当详辨之。

凡阳气不足，血寒经迟者，色多不鲜，或色见沉黑，或涩滞而少，其脉或微或细，或沉迟弦涩，其脏气形气必恶寒喜暖。凡此者，皆无火之证，治宜温养血气，以大营煎、理阴煎之类加减主之。大约寒则多滞，宜加姜、桂、吴茱萸、荜茇之类，甚者须加附子。

血寒论外方

五物煎新因三

乌鸡煎丸妇一四二

增损四物汤妇百十

四神散妇七五

血虚经乱九

凡女人血虚者，或迟或早，经多不调，此当察脏气，审阴阳，详参形证脉色，辨而治之，庶无误也。盖血虚之候，或色淡，或涩少，或过期不至，或行后反痛，痛则喜暖喜按，或经后则困惫难支，腰膝如折，或脉息则微弱弦涩，或饮食素少，或形色薄弱。凡经有不调，而值此不足之证，皆不可妄行克削及寒凉等剂，再伤脾肾以伐生气，则惟有日甚矣。凡肝脾血虚，微滞微痛者，宜四物汤主之，或加肉桂，或加黄芩，随寒热而用之，自无不可。三阴亏弱，无热无寒，平脏者，宜小营煎、五福饮、六物煎之类主之，此常人最宜之剂。或八珍汤、十全大补汤之类，皆宜择用。三阴亏弱兼阳虚者，宜大营煎、理阴煎之类主之。忧思过度，心脾受伤者，七福饮、归脾汤之类主之。脾土不健，饮食减少，宜燥宜温者，温胃饮、理中汤之类主之。脾土虚陷，不能统摄营气，而为漏为频者，宜五福饮、归脾肠，寿脾煎、秘元煎，或四君子加芎归主之。肝虚不能藏血，或多惊惕，或多小腹急痛，宜三阴煎、补肝散之类主之。若阴血虚，水不制火而邪火盛者，或为夜热盗汗，或为烦渴生痰，是即劳损之渐，速宜调治，用一、二、三、四、五阴等煎，择宜治之，否则恐成血枯也。

肾虚经乱十

妇人因情欲房室，以致经脉不调者，其病皆在肾经，此证最多，所当辨而治之。凡欲念不遂，沉思积郁，心脾气结，致伤冲任之源，而肾气日消，轻则或早或迟，重则渐成枯闭，此宜兼治心脾肾，以逍遥饮、秘元煎之类主之。若或欲火炽盛，以致真阴日溃者，宜保阴煎、滋阴八味丸之类主之。若房室纵肆不慎者，必伤冲任之流，而肾气不守，治须扃固命门，宜固阴煎、秘元煎之类主之。若左肾真阴不足而经脉不调者，宜左归饮、左归丸、六味地黄丸之类主之；若右肾真阳不足而经有不调者，宜右归饮、右归丸、八味地黄丸之类主之。若思郁不解致病者，非得情舒愿遂，多难取效；房室不慎致病者，使非勇于节欲，亦难全恃药饵也。

经期腹痛十一

经行腹痛，证有虚实。实者或因寒滞，或因血滞，或因气滞，或因热滞。虚者有因血虚，有因气虚。然实痛者，多痛于未行之前，经通而痛自减。虚痛者，于既行之后，血去而痛未止。或血去而痛益甚。大都可按可揉者为虚，拒按拒揉者为实，有滞无滞，于此可察。但实中有虚，虚中亦有实，此当于形气禀质，兼而辨之，当以察意，言不能悉也。

凡妇人经期有气逆作痛，全滞而不虚者，须顺其气，宜调经饮主之，甚者如排气饮之类亦可用。若血瘀不行，全滞无虚者，但破其血，宜通瘀煎主之。若气血俱滞者，宜失笑散主之。若寒滞于经，或因外寒所逆，或素日不慎寒凉，以致凝结不行，则留聚为痛而无虚者，须去其寒，宜调经饮加姜、桂、吴茱萸之类主之，或和胃饮亦可酌用。若血热血燥，以致滞涩不行而作痛者，宜加味四物汤，或用保阴煎去续断加减主之。以上五证，但察其有滞无虚，方是真实，若或兼虚，弗得任行克伐。

凡妇人经行作痛，挟虚者多，全实者少，即如以可按拒按及经前经后辨虚实，固其大法也。然有气血本虚而血未得行者，亦每拒按，故于经前亦常有此证，此以气虚血滞，无力流通而然。但察其形证脉息，凡涉虚弱不足而经滞作痛者，惟用决津煎，五物煎加减主之，其效如神，或用四神散之类亦可。若痛在经后者，多由血虚，当用大小营煎，随宜加减治之，或四物、八珍俱可用，然必察其寒热虚实以为佐使，自无不效。其有余滞未行者，惟决津煎为妙。凡妇人但遇经期则必作痛，或食则呕吐，肢体困倦，或兼寒热者，是必素禀气血不足，只宜八珍汤、大营煎之类。若虚而寒甚者，宜理阴煎渐加培补，久必自愈。有因带浊多而虚痛者，亦宜大、小营煎，随其寒热，加佐使主之。

立斋曰：前证若风寒伤脾者，六君加炮姜；思虑伤血者，四物加参术；思虑伤气者归脾加柴栀；郁怒伤血者，归脾、逍遥兼服。

经痛论外方

温经汤妇百三　寒痛

交加散妇百　结聚作痛

醋附丸妇百七　行滞止痛

牛膝散妇九九　通经止痛

姜黄散妇百一　逐瘀止痛

当归没药丸妇百六　血瘀作痛

玄胡当归散妇九八　血逆作痛

琥珀丸妇一三四

崩淋经漏不止十二

崩漏不止，经乱之甚者也。盖乱则或前或后，漏则不时妄行，由漏而淋，由淋而崩，总因血病，而但以其微甚耳。《阴阳别论》曰：阴虚阳搏谓之崩。《百病始生篇》曰：阳络伤则血外溢，阴络伤则血内溢。故凡阳搏必属阴虚，络伤必致血溢，知斯二者，而崩淋之义及治疗之法，思过半矣。惟是阴虚之说，则但伤营气，无非阴虚而五脏之阴皆能受病，故神伤则血无所主，病在心也；气伤则血无所从，病在肺也；意伤则不能统血摄血，病在脾也；魂伤则不能蓄血藏血，病在肝也；志伤则不能固闭真阴，病在肾也。所以五脏皆有阴虚，五脏皆有阳搏。故病阴虚者，单以脏气受伤，血因之而失守也；病阳搏者，兼以火居阴分，血得热而妄行也。凡治此之法，宜审脏气，宜察阴阳。无火者，求其脏而培之补之；有火者，察其经而清之养之，此不易之良法也。然有火者不得不清，但元气既虚，极多假热，设或不明真假而误用寒凉，必复伤脾胃，生气日见殆矣。先贤有云：凡下血证，须用四君子辈以收功。又云：若大吐血后，毋以脉诊，当急用独参汤救之。厥旨深矣。故凡见血脱等证，必当用甘药先补脾胃，以益发生之气。盖甘能生血，甘能养营，但使脾胃气强，则阳生阴长，而血自归经矣，故曰脾统血。治崩淋经漏之法：若阴虚血热妄行者，宜保阴煎、加减一阴煎。若火盛迫血妄行而无虚证者，宜徙薪饮、黄芩散，加续断、丹参。若血热兼滑者，宜保阴煎、槐榆散、生地黄汤。若肝经怒火动血者，加味四物汤。若肝经怒火动血，逆气未散者，化肝煎或保阴煎加减主之。若血有滞逆而妄行者，四物汤、丹参散。若营气不足，血不能调而妄行者，五福饮、四物汤、四君子汤、八珍汤，择宜用之。若脾气虚陷，不能收摄而脱血者，寿脾煎、归脾汤、四君子加芎归，再甚者，举元煎。若脾肾虚寒，兼呕兼溏泄而畏寒者，理阴煎、五君子煎、理中汤。若阳气大虚脱陷者，四维散。若脾肾阴气不固者，固阴煎、五阴煎、秘元煎。若肝胆气虚，不能藏血者，必多惊恐畏怯，宜五福饮、七福饮、八珍汤，兼阳虚者，仍加姜桂。若去血过多，血脱气竭者，当速用独参汤提握其气，以防脱绝，或用当归补血汤。若崩淋既久，血滑不禁，宜涩宜固者，龙骨散、如圣散、七灰散之类，同人参兼用之。凡血淋治法，大约如前。但其秽臭脉滑者多火，宜从清凉；若腥臭清寒脉细者多寒，必须温补。其或久病则精去无穷，尾闾易竭，非大加培补不可，惟固阴煎及十全大补汤之类为宜。

崩淋之病，有暴崩者，有久崩者。暴崩者，其来骤，其治亦易；久崩者，其患深，其治亦难。且凡血因崩去，势必渐少，少而不止，病则为淋。此等证候，未有不由忧思郁怒，先损脾胃，次及冲任而然者。崩淋既久，真阴日亏，多致寒热咳嗽，脉见弦数或豁大等证。此乃元气亏损，阴虚假热之脉，尤当用参、地、归、术甘温之属，以峻培本源，庶可望生。但得胃气未败，受补可救，若不能受补，而日事清凉，以苟延目前，则终非吉兆也。

崩淋病，治有五脏之分，然有可分者，有不可分者。可分者，如心肺居于膈上，二阳脏也，肝脾肾居于膈下，三阴脏也。治阳者宜治其气，治阴者宜治其精，此可分之谓也。然五脏相移，精气相错，此又其不可分者也。即如病本于心，君火受伤，必移困于脾土，故治脾即所以治心也。病本于肺，治节失职，必殊及于肾水，故治肾即所以治肺也。脾为中州之官，水谷所司，饷道不资，必五路俱病，不究其母，则必非治脾良策。肝为将军之官，郁怒是病，胜则伐脾，败则自困，不知强弱，则攻补不无倒施。不独此也。且五脏五气，无不相涉，故五脏中皆有神气，皆有肺气，皆有胃气，皆有肝气，皆有肾气，而其中之或此或彼，为利为害，各有互相倚伏之妙，故必悟藏气之大本，其强弱何在？死生之大权，其缓急何在？精气之大要，其消长何在？攻补之大法，其先后何在？斯足称慧然之明哲。若谓心以枣仁、远志，肺以桔梗、麦冬，脾以白术、甘草，肝以青皮、芍药，肾以独活，玄参之类，是不过肤毛之见，又安知性命之道也。诸证皆然，不止崩淋者若此。

妇人于四旬外，经期将断之年，多有渐见阻隔，经期不至者，当此之际，最宜防察。若果气血和平，素无他疾，此固渐止而然，无足虑也。若素多忧郁不调之患而见此过期阻隔，便有崩决之兆。若隔之浅者，其崩尚轻，隔之久者，其崩必甚，此因隔而崩者也，当预服四物、八珍之类以调之，否则恐其郁久而决，则为患滋大也。若其既崩之后，则当辨其有火无火。有火者，因火逼血，宜保阴煎主之；无火者，因隔而决，或其有滞，当去其故而养其新，宜调经饮先以理之，然后各因其宜，可养则养，用小营煎，可固则固，用固阴煎之类主之。

王叔和曰：五崩何等？曰：白崩者，形如涕；赤崩者，形如绛津；黄崩者，形如烂瓜；青崩者，形如蓝色；黑崩者，形如衃血也。

立斋曰：前证治法因脾胃亏损不能摄血归源者，用六君加芎、归、柴胡。若因肝经之火而血下行，用奇效四物汤，或四物加柴、栀、苓、术。若肝经风热而血妄行，用加味逍遥散，或小柴胡加栀、芍、丹皮。若怒动肝火而血沸腾，亦用前药。若脾经郁结而血不归经，用归脾加柴、栀、丹皮。若悲伤胞络而血下崩，用四君加柴、栀、升麻。

附按：大尹王天成之内久患崩，自服四物凉血之剂，或作或彻，因怒发热，其血不止，服前药不应，乃主降火，更加胁腹大痛，手足俱冷。余曰：此脾胃虚寒所致。先用附子理中汤，热退痛止，又用《济生》归脾汤、补中益气汤，崩血顿愈。若泥痛无补法，则误矣。

血崩简易方

一方　治风热血崩，用荆芥穗灯火烧焦为末，每服一二钱，童便调服。

一方　治血崩，用陈槐花一两，百草霜半两，为末，每服一二钱，烧红秤锤焠酒服。

崩漏论外方

增损四物汤妇百十　虚不固摄

一味防风散妇百十五　肝经风热血崩

防风黄芩汤妇一二三　风热血崩

柏叶散妇一二一　虚弱久崩

棕灰散和二一五　固涩崩漏

龙脑鸡苏丸和三七二　虚火崩淋下血

杀血心痛十三

陈临川《良方》云：妇人血崩而心痛甚，名曰杀血心痛，由心脾血虚也，若小产去血过多而心痛甚者亦然，用乌贼鱼骨炒为末，醋汤调下。失笑散亦效。

立斋曰：前证若阴血耗散，用乌贼丸收敛之；若瘀血不散，用失笑散行散之；若心血虚弱，用芎归汤补养之；若郁结伤血，用归脾汤调补之。

附按：一妇人血崩兼心痛三年矣，诸药不应，每痛甚，虚证悉具，面色萎黄。余曰：心主血，盖由去血过多，心无所养，以致作痛，宜用十全大补汤，参术倍之。三十余剂稍愈，百余剂痊愈。

愚谓杀血心痛，既由血去过多而心痛甚，明属心无所养，但当专用甘温以养营气，如十全大补汤、大营煎、小营煎、五福饮之类为宜。若失笑散者，惟气滞血逆而用以行之、散之则可，必不可以治血虚也。再如乌贼丸，乃《内经》腹中论用治血枯者，亦恐于血虚心痛未必即效，用者审之。

热入血室十四

妇人伤寒，或劳役，或怒气，发热适遇经行，以致热入血室，或血不止，或血不行，令人昼则明了安静，夜则谵语如见鬼状者是也。若热因外邪，由表而入者，宜一柴胡饮，或三柴胡饮，或四柴胡饮，或《良方》黄龙汤加生地，酌而用之。若或怒或劳，火由内生，其人多汗而无表证者，宜保阴煎、清化饮、当归六黄汤之类加减主之。若病虽渐愈，但元气素弱，而热有未退，血未止者，宜补阴益气煎或补中益气汤。若脾气素弱，宜归脾汤；血气俱弱者，宜十全大补汤，庶无误矣。若血热多滞者，宜小柴胡汤加丹皮、红花、当归。

辨血色十五

凡血色有辨，固可以察虚实，亦可以察寒热。若血浓而多者，血之盛也；色淡而少者，血之衰也，此固大概之易知者也。至于紫黑之辨，其证有如冰炭，而人多不解，误亦甚矣。盖紫与黑相近，今人但见紫色之血，不分虚实，便谓内热之甚，不知紫赤鲜红，浓而成片成条者，是皆新血妄行，多由内热；紫而兼黑，或散或薄，沉黑色败者，多以真气内损，必属虚寒。由此而甚，则或如屋漏水，或如腐败之宿血，是皆紫黑之变象也。此肝脾大损，阳气大陷之证，当速用甘温，如理阴煎、理中汤、归脾汤、四味四阳饮、补中益气汤之类，单救脾土，则陷者举、脱者固，元气渐复，病无不愈。若尽以紫色作热证，则无不随药而毙矣。凡肠澼、便血之属，无不皆然，学者于此，最有不可忽者。

血枯经闭十六

评热病论曰：月事不来者，胞脉闭也。胞脉者，属心而络于胞中，今气上迫肺，心气不得下通，故月事不来也。

阴阳别论曰：二阳之病发心脾，有不得隐曲，女子不月。其传为风消，其传为息贲者，死不治。

邪气脏腑病形篇曰：肾脉微涩为不月。

血枯之与血隔，本自不同，盖隔者，阻隔也；枯者，枯竭也。阻隔者，因邪气之隔滞，血有所逆也；枯竭者，因冲任之亏败，源断其流也。凡妇女病损，至旬月半载之后，则未有不闭经者。正因阴竭，所以血枯，枯之为义，无血而然。故或以羸弱，或以困倦，或以咳嗽，或以夜热，或以食饮减少，或以亡血失血，及一切无胀无痛，无阻无隔，而经有久不至者，即无非血枯经闭之候。欲其不枯，无如养营，欲以通之，无如充之，但使雪消则春水自来，血盈则经脉自至，源泉混混，又孰有能阻之者。奈何今之为治者，不论有滞无滞，多兼开导之药，其有甚者，则专以桃仁、红花之类，通利为事，岂知血滞者可通，血枯者不可通也。血既枯矣，而复通之，则枯者愈枯，其与榨干汁者何异？为不知枯字之义耳，为害不小，无或蹈此弊也。此之治法，当与前血虚肾虚二条，参而用之。

寇宗奭曰：夫人之生，以血气为本，人之病，未有不先伤其血气者。若室女童男，积想在心，思虑过度，多致劳损，男子则神色消散，女子则月水先闭。盖忧愁思虑则伤心，而血逆气竭，神色先散，月水先闭。且心病则不能养脾，故不嗜食，脾虚则金亏，故发嗽，肾水绝则木气不荣，而四肢干痿，故多怒，鬓发焦，筋骨痿。若五脏传遍，则必至于死。此一种，于劳中最难治，盖病起于五脏之中，无有已期，药力不可及也。若或自能改易心志，然后用药扶接，如此则可得九死一生。举此为例，其余诸方，可按脉与证而治之。

张氏云：室女月水久不行，切不可用青蒿等凉药。医家多以为室女血热，故以凉药解之，殊不知血得热则行，冷则凝，《养生必用方》言之甚详，此说大有理，不可不知。若经候微少，渐渐不通，手足骨肉烦疼，日渐羸瘦，渐生潮热，其脉微数，此由阴虚血弱，阳往乘之，少水不能灭盛火，火逼水涸，耗亡津液，治当养血益阴，慎毋以毒药通之，宜用柏子仁丸、泽兰汤。

立斋曰：夫经水，阴血也，属冲任二脉，主上为乳汁，下为月水。其为患，有因脾胃虚、不能生血而不行者，调而补之；有因脾郁伤血，耗损而不行者，解而补之；有因胃火，血消烁而不行者，清而补之；有因劳伤心，血少而不行者，静而补之；有因怒伤肝，血少而不行者，和而补之；有因肾水亏，不能生肝血而闭者，补脾肺；有因肺气虚，不能行血而闭者，补脾胃，经曰：损其肺者益其气，损其心者调其荣卫，损其脾者调其饮食、适其寒温，损其肝者缓其中，损其肾者益其精。审而治之，庶无误矣。五谷入胃，化以为血，以荣四末，内养五脏六腑。若服苦寒之剂，复伤胃气，必致不起。

经闭论外方

通经散攻四十五

经脉类论列总方十七

四君子汤补一

五君子煎新热六

六君子汤补五

四物汤补八

八珍汤补十九

十全大补汤补二十

归脾汤补三二

小营煎新补十五

加味四物汤补九

寿脾煎新热十六

大营煎新补十四

补中益气汤补三十

理阴煎新热三

理中汤热一

附子理中汤热二

保阴煎新寒一

五福饮新补六

补阴益气煎新补十六

五物煎新因三

七福饮新补七

人参养营汤补二一

六物煎新因二十

五阴等煎新补八起至三十止

加减一阴煎新补九

举元煎新补十七

秘元煎新固一

四味回阳饮新热一

固阴煎新固二

逍遥散补九二

加味逍遥散补九三

左归饮新补二

右归饮新补三

当归补血汤补四四

左归丸新补四

右归丸新补五

当归六黄汤寒六五

六味丸补一二十

八味丸补一二一

滋阴八味丸新寒十七

独参汤补三五

十补丸热一七三

《奇效》四物汤妇百一

温胃饮新热五

和胃饮新和五

《良方》黄龙汤妇八五

一柴胡饮新散一

三柴胡饮新散三

加味小柴胡汤散二十

四柴胡饮新散四

小柴胡汤散十九

生地黄汤固五七

滑氏补肝散妇九十二

化肝煎新寒十

调经饮新因四

决津煎新因二

通瘀煎新因五

丹参散妇九七

芎归汤妇四一

如圣散妇百十七

失笑散妇百四

四维散新热十二

四神散妇七五

排气饮新和六

抽薪饮新寒三

徙薪饮新寒四

清化饮新因十三

黄芩散妇一二二

槐榆散妇百十八

龙骨散妇百十六

七灰散妇百十九　附绵花子方

乌贼丸妇百九

柏子仁丸妇百八

泽兰汤妇百五

胎孕类

胎　脉十八

平人气象论曰：妇人手少阴动甚者，妊子也。阴阳别论曰：阴搏阳别，谓之有子。腹中论曰：何以知怀子之且生也，曰：身有病而无邪脉也。《脉经》曰：尺中之脉，按之不绝，法妊娠也。滑伯仁曰：三部脉浮沉正等，无他病而不月者，妊也。

凡妇人怀孕者，其血留气聚，胞宫内实，故脉必滑数倍常，此当然也。然有中年受胎，及血气羸弱之妇，则脉见细小不数者亦有之，但于微弱之中，亦必有隐隐滑动之象，此正阴搏阳别之谓，是即妊娠之脉，有可辨也。又胎孕之脉数，劳损之脉亦数，大有相似。然损脉之数，多兼弦涩，胎孕之数，必兼和滑，此当于几微中，辨其邪气胃气之异，而再审以证，自有显然可见者。

凡辨男女之法，自古及今，无不以阴阳二字为纲领，然言多矛盾，悉属疑似，兹余以坎离之象定之，庶得其要。盖坎为天一之卦，坎中满，阳在内也；离为地二之卦，离中虚，阴在内也。得坎象者为男，得离象者为女。所以男脉多沉实，沉实者，中满之象；女脉多浮虚，浮虚者，中虚之象。无论人之老少强弱，脉之部位大小，但因象察象，无不如响之应，然尤于两尺为最也，足称捷法。

《脉诀》云：欲产之妇脉离经，沉细而滑也同名，夜半觉痛应分旦，来日日午定知生。《质疑》谓离经之脉，即歇至者是也。《启蒙》曰：欲产之妇脉离经，离经之脉认分明，其来小大不调匀，或如雀啄屋漏应，腰疼腹痛眼生花，产在须臾却非病。

胎　候十九

巫方氏《颅囟经》云：一月为胞胎，精血凝也；二月为胎，形始成胚也；三月阳神为三魂；四月阴灵为七魄；五月五形分五脏也；六月六律定六腑也；七月睛开窍，通光明也；八月元神具，降真灵也；九月宫至罗布，以定生人也；十月受气足，万象成也。

五脏论有耆婆论曰：一月如珠露，二月如桃花，三月男女分，四月形象具，五月筋骨成，六月毛发生，七月游其魂，男能动左手，八月游其魄，儿能动右手，九月三转身，十月受气足。

孙真人曰：凡儿在胎，一月胚，二月胎，三月有血脉，四月形体成，五月能动，六月诸骨具，七月毛发生，八月脏腑具，九月谷入胃，十月百神备则生矣。生后六十日，瞳子成，能咳笑应和人；百五十日，任脉成，能自反覆；百八十日，髋骨成，能独坐；二百一十日，掌骨成，能扶伏；三百日，髌骨成，能行也。若不能依期者，必有不平之处。

《巢氏病源论》曰：妊娠一月名胎胚，足厥阴脉养之；二月名始膏，足少阳脉养之；三月名始胎，手心主脉养之。当此之时，血不流行，形象始化，未有定仪，因感而变。欲子端正庄严，常口谈正言，身行正事；欲子美好，宜佩白玉；欲子贤能，宜看诗书，是谓外象而内感者也。四月始成其血脉，手少阳脉养之；五月始成其气，足太阴脉养之；六月始成其筋，足阳明脉养之；七月始成其骨，手太阴脉养之；八月始成肤革，手阳明脉养之；九月始成毛发，足少阴脉养之；十月五脏、六腑、关节、人神皆备，此其大略也。

陈临川曰：尝试推巢氏所论云妊娠脉养之理，若足厥阴，肝脉也，足少阳，胆脉也，为一脏一腑，表里之经，余皆如此。且四时之令，必始于春木，故十二经之养，始于肝胆，所以养胎在一月二月。手心主，心胞络脉也，手少阳，三焦脉也，属火而夏旺，所以养胎在三月四月。手少阴手太阳，乃心脉也，以君主之官，无为而尊也。足太阴，脾脉也，足阳明，胃脉也，属土而旺长夏，所以养胎在五月六月。手太阴，肺脉也，手阳明，大肠脉也，属金而旺秋，所以养胎在七月八月。足少阴，肾脉也，属水而旺冬，所以养胎在九月。又况母之肾脏系于胎，是母之真气，子之所赖也。至十月，儿于母腹之中，受足诸脏气脉所养，然后待时而生。此论诚有至理，世更有明之者，亦未有过于巢氏之论矣，余因述其说。

胎有男女之辨。《易》曰：乾道成男，坤道成女。《颅囟经》曰：三阳所会则生男，三阴所会则生女。葛仙翁曰：男从父气，女从母气。《圣济经》曰：天之德，地之气，阴阳之至和，流薄于一体，因气而左动则属阳，阳资之则成男，因气而右动则属阴，阴资之则成女。是以胎有男女，则成有迟速，体有阴阳，则怀有向背，故男动在三月，阳性早也；女动在五月，阴性迟也。女胎背母而怀，故母之腹软；男胎面母而怀，故母之腹硬。此皆得理之谈，所当察也。至若褚氏以精血之先后言男女，《道藏经》以一日、三日、五日得者为男等说，总属臆度渺茫，非有确见也。余不敢遵信，故别有微论，列《子嗣类》。

安　胎二十

凡妊娠胎气不安者，证本非一，治亦不同。盖胎气不安，必有所因，或虚或实，或寒或热，皆能为胎气之病，去其所病，便是安胎之法。故安胎之方不可执，亦不可泥其月数，但当随证随经，因其病而药之，乃为至善。若谓白术、黄芩乃安胎之圣药，执而用之，鲜不误矣。

胎气有寒而不安者，其证或吞酸吐酸，或呕恶胀满，或喜热畏凉，或下寒泄泻，或脉多沉细，或绝无火证，而胎有不安者，皆属阳虚寒证，但温其中而胎自安矣，宜用温胃饮、理阴煎之类加减主之。亦当以平素之脏气，察其何如，酌而用之。

胎气有热而不安者，其证必多烦热，或渴或躁，或上下不清，或漏血溺赤，或六脉滑数等证，宜凉胎饮、保阴煎之类主之，若但热无虚者，如枳壳汤、一母丸、黄芩散之类，皆可择用，清其火而胎自安矣。

胎气有虚而不安者，最费调停。然有先天虚者，有后天虚者，胎元攸系，尽在于此。先天虚者，由于禀赋，当随其阴阳之偏，渐加培补，万毋欲速，以期保全。后天虚者，由于人事，凡色欲劳倦，饮食七情之类，皆能伤及胎气。治此者，当察其所致之由，因病而调，仍加戒慎可也。然总之不离于血气之虚，皆当以胎元饮为主。若心脾气虚于上者，宜逍遥饮、归脾汤、寿脾煎之类主之；若肝肾不足于下者，宜左归饮、右归饮、固阴煎主之；若气血俱虚者，宜五福饮、八珍汤、十全大补汤之类主之；若脾肾气虚而兼带浊者，宜秘元煎、菟丝煎之类主之。若多呕恶者，当随前证前方，各加二陈汤之类以和之。凡治虚证，贵在随机应变，诚有不可以凿执言者。

胎气有实滞气滞，凡为恶阻、为胀满而不安者，惟其素本不虚，而或多郁滞者乃有之，但察其所由而开之导之，诸治实者固无难也。呕吐不止者，二陈汤加枳壳、砂仁主之，或用人参橘皮汤亦妙。食滞胀满不安者，小和中饮加减主之。肝气滞逆，胀满不安者，解肝煎主之。怒动肝气兼火者，化肝煎主之。脾肺气滞，上攻作痛者，紫苏饮主之。气滞兼痰者，四七汤、二陈汤加当归主之。气滞兼火，为胀为烦者，枳壳汤、束胎丸之类主之。

王节斋曰：调理妊妇，在于清热养血，白术补脾为安胎君药，条实黄芩为安胎圣药，清热故也。暑月宜加用之。此一说者，虽若有理，而实有大病，不可不辨也。夫孕之胎气，必随母之脏气，大都阴虚者多热气，阳虚者多寒气，寒之则寒、热之则热者，是为平气，今以十人言之，则寒者居其三，热者居其三，平者居其四，此大较也。若谓受胎之后，必增内热，自与常人不同，则何以治恶阻者，必用二陈、六君、生姜、半夏之属而后效，其果增热否乎？故治热宜黄芩，寒则不宜也，非惟寒者不宜，即平气者亦不宜。盖凡今之胎妇，气实者少，气虚者多。气虚则阳虚，而再用黄芩，有即受其损而病者，有用时虽或未觉而阴损胎元，暗残母气，以致产妇羸困，或儿多脾病者，多由乎此。奈今人不能察理，但以圣药二字，认为胎家必用之药，无论人之阴阳强弱，凡属安胎，无不用之，其害盖不少矣。至若白术，虽善安胎，然或用不得善，则其性燥而气闭，故凡阴虚者非可独用，气滞者亦当权宜。是以用药之难，当如盘珠，有不可胶柱而鼓瑟也。

立斋曰：妊娠若元气不实，发热倦怠，或胎气不安，用当归散。因气恼，加枳壳，胸膈痞闷，再加苏梗；或作痛，加柴胡。若饮食不甘，或欲呕吐，用六君加紫苏、枳壳。若恶阻呕逆，头眩体倦，用参橘散，未应，用六君子汤。若恶阻呕吐，不食烦闷，亦用参橘散之类。若顿仆胎动，腹痛下血，用胶艾汤，未应，用八珍加胶艾。若顿仆、毒药，腰痛短气，用阿胶散，未应，煎送知母丸。若顿仆胎伤，下血腹痛，用佛手散，未应，用八珍送知母丸。若心惊胆怯，烦闷不安，名子烦，用竹叶汤。未应，血虚佐以四物，气虚佐以四君。若下血不止，名胎漏，血虚用二黄散，血去多用八珍汤，未应，用补中益气汤。若因事而动，下血，用枳壳汤加生熟地黄，未应，或作痛，更加当归。血不止，八珍加胶艾。若不时作痛，或小腹重坠，名胎痛，用地黄当归汤，未应，加参、术、陈皮，或因脾气虚，用四君加归、地，中气虚，用补中益气汤。若面目虚浮，肢体如水气，名子肿，用《全生》白术散。未应，用六君子汤。下部肿甚，用补中益气倍加茯苓，或因饮食失宜，呕吐泄泻，此是脾胃亏损，用六君子汤。若足指发肿，渐至腿膝，喘闷不安，或足指缝出水，名水气，用天仙藤散，脾胃虚弱，兼以四君子，未应，用补中益气，兼以逍遥散。若胎气上攻，心腹胀满作痛，名子悬，用紫苏饮。饮食不甘，兼四君子；内热晡热，兼逍遥散。若小便涩少，或成淋沥，名子淋，用安营散，不应，兼八珍汤。腿足转筋而小便不利，急用八味丸，缓则不救。若项强筋挛，语涩痰盛，名子痫，用羚羊角散。或饮食停滞，腹胀呕吐，此是脾胃虚弱而不能消化，用六君子汤，不应，用平胃散加参苓。或胎作胀，或胀作痛，此是脾胃气虚，不能承载，用安胎饮加升麻、白术，不应，用补中益气汤。或脐腹作胀，或小便淋闭，此是脾胃气虚，胎压溺胞，用四物加二陈、参、术，空心服后探吐，药出气定，又服又吐，数次必安。或因劳役所伤，或食煎炒，小便带血，此是血得热而流于胞中，宜清膀胱，用逍遥散。或遗溺不禁，或为频数，此是肝火血热，用加味消遥散。若胸满腹胀，小便不通，遍身浮肿，名胎水不利，用鲤鱼汤，脾胃虚，佐以四君子。病名同而形证异，形证异而病名同，聊见本方。凡用见证之药不应，当分月经治之。

徐东皋曰：胎有不安而腰疼腹痛，甚则至于下坠者，未必不由气血虚，无所营养而使之然也。夫胎之在腹，如果之在枝，枝枯则果落，固理之自然。妇人性偏恣欲，火动于中，亦能致胎不安而有坠者，大抵不外乎属虚属火二者之间，清热养血之治尽之矣。此外有二因动胎者，又不可不知也，有因母病动胎者，但疗母病则胎自稳；有因触伤动胎者，当以安胎药二三剂而胎自安。

安胎论外方

茯苓丸妇三九　温胃安胎

黄芪汤妇九　气虚胎动

七味阿胶散妇八　胎动腹痛

泰山磐石散妇三

《千金》保孕丸妇三六

《良方》白术散妇十一 胎热

三味白术汤妇十二 胎热心痛

益母地黄汤妇十七 跌坠腹痛

钩藤散妇十 胎动腹痛

醋附丸妇百七 胎滞不安

独圣散妇十八 顺气安胎

探胎饮妇十五

肾著汤热百二九 妊娠脚肿

当归黄芪汤妇四五 妊娠不利

滑胎枳壳散妇二四 瘦胎

恶 阻二一

妊娠之妇，每多恶心呕吐，胀满不食，《巢氏病源》谓之恶阻。此证惟胃气弱而兼滞者多有之，或嗜酸择食，或肢体困倦，或烦闷胀满，皆其候也。然亦有虚实不同，所当辨而治之。凡恶阻多由胃虚气滞，然亦有素本不虚，而忽受胎妊，则冲任上壅，气不下行，故为呕逆等证，及三月余而呕吐渐止者，何也？盖胎元渐大，则脏气仅供胎气，故无暇上逆矣。凡治此者，宜以半夏茯苓汤、人参橘皮汤之类，随宜调理，使之渐安，必俟及期，方得帖然也。若中脘多痰者，用二陈汤加枳壳，或用半夏茯苓汤。若饮食停滞作胀者，宜小和中饮加减主之。若气逆作胀者，宜半夏茯苓汤加枳壳、苏梗、香附。若脾胃气虚者，宜五味异功散、六君子汤、人参橘皮汤之类主之。若胃虚兼寒多呕者，宜六味异功煎、温胃饮之类主之。若肝肾阳虚作呕者，宜理阴煎主之。

立斋曰：半夏乃健脾气、化痰滞之主药也，脾胃虚弱而呕吐，或痰涎壅滞，饮食少思，胎不安，必用茯苓半夏汤，倍加白术，以半夏、白术、茯苓、陈皮、砂仁善能安胎气，健脾胃，余常用，验矣。

恶阻论外方

四味白术散妇十三　胃虚吐水

茯苓丸妇三九　养胃温胃，痞闷、恶食

竹茹汤妇三三　清痰止呕

乌附汤妇三五　和气养胃

胎气上逼二二

妊娠将理失宜，或七情郁怒，以至气逆，多有上逼之证。若气逆气实而胀逼者，宜解肝煎。若胃寒气实而逼者，宜和胃饮。若胃火兼滞者，宜枳壳汤。若脾虚兼滞者，宜紫苏饮。如脾虚而气不行者，宜四君子汤，甚者八珍汤。若脾气虚而兼寒者，宜五君子煎。若脾肾虚寒不行者，宜理阴煎。若脾肾气虚兼火者，宜逍遥散，或加黄芩、枳壳、砂仁。若胎死腹中，冷气上逼，呕恶面青者，治如后胎动欲堕条。

一方　治胎气上逼，热痛下血，或烦闷困笃，用葱二十茎，水浓煮饮之，胎未死即安，胎已死即下，未效再服。若胎动烦躁，唇口青黑，手足厥冷，须用当归汤。

胎　漏二三

妊妇经血不固者，谓之胎漏。而胎漏之由，有因胎气者，有因病气者。而胎气之由，亦有二焉。余尝诊一妇人，脉见滑数，而别无风热等病，问其经脉则如常不断，而但较前略少耳。余曰：此必受妊者也，因胎小血盛有余而然。后于三月之外，经脉方止，果产一男。故胎妊之妇多有此类，今常见怀胎七八个月而生子者，人但以血止为度，谓之不足月，然其受胎于未止之前，至此而足而实，人所不知也。第此等胎气，亦有阴阳盛衰之辨，如母气壮盛，荫胎有余而血之溢者，其血虽漏而生子仍不弱，此阴之强也，不必治之；若父气薄弱，胎有不能全受而血之漏者，乃以精血俱亏，而生子必萎小，此阳之衰也，而亦人所不知也。凡此皆先天之由，若无可以为力者，然栽培根本，岂果无斡旋之道乎？第见有于无之目及转强于弱之手，为不易得，是乌可以寻常语也。至若因病而漏者，亦不过因病治之而已耳。

妊娠血热而漏者，保阴煎、清化饮择而用之。怒动肝火漏血者，保阴煎，甚者化肝煎主之。脾虚不能摄血者，寿脾煎、四君子之类主之。脾虚血热气滞者，四圣散主之。脾肾兼虚者，五阴煎主之。三焦气血俱虚者，五福饮、七福饮之类主之。劳倦伤而动血者，寿脾煎、归脾汤主之。偶因伤触动血者，五福饮、安胎散主之。冲任气虚，不能约制，血滑易动者，固阴煎、秘元煎主之。

立斋曰：前证若因气热，用防风黄芩丸。若因血热，用加味逍遥散。若因血虚，用二黄散。若因血去太多，用八珍汤，未应，补中益气汤。若因肝火，用柴胡清肝散。若因脾火，用加味归脾汤。若因事下血作痛，用八珍汤加阿胶、熟艾。若因脾胃虚弱，用补中益气汤加五味子。若因脾胃虚陷，用前汤，倍用升麻、柴胡。若晡热内热，宜用逍遥散。

胎漏论外方

安胎寄生汤妇十九　下血腰痛

当归芍药汤妇十六　急痛去血

妊娠卒然下血二四

妊娠忽然下血，其证有四：或因火热迫血则妄行；或因郁怒气逆则动血；或因损触胎气，胞宫受伤而下血；或因脾肾气陷，命门不固而脱血。凡此皆动血之最者也，不速为调理，则必致堕胎矣。然治此者，必先察其血去之多少，及于血去之后，尤当察其邪之微甚，如火犹未清仍当清火，气犹未顺仍当顺气，若因邪而动血，血去而营虚，则速当专顾元气以防脱陷，此中或当治标，或当救本，或当兼标本而调理之，倘不知先后缓急，将恐治标未已，而救本无暇也，当详察之。

若火盛迫血妄行者，当察其火之微甚。火之微者，凉胎饮；稍甚者，徙薪饮；再甚者，保阴煎、子芩散。若肝经有风热而血下者，宜防风黄芩丸。若怒气伤肝，气逆血动而暴至者，宜保阴煎。若气有未顺而胀满者，四七汤、二陈汤，或加芎归之类。若兼肝火者，宜化肝煎。若触损胎气，胞宫受伤而血下者，宜安胎散、胶艾汤。去血多者，倍加人参。若从高坠下，伤动胎气而下血者，宜益母地黄汤、安胎散。若因惊气虚而陷者，仍加人参。若脾胃素弱，或偶因伤脾下血者，宜寿脾煎、归脾汤。或中气下陷者，补中益气汤。若血虚微热，漏血溺血者，续断汤。以上诸动血证，若去血未多，血无所积，胎未至伤而不止者，宜凉则凉，宜补则补，惟以安之固之为主治。若血已离位，蓄积胞宫，为胀为痛，而余血未出者，欲与留之，有不可得，欲去其血而不伤营气，则惟四物汤大加当归为最宜也。若察其胎气已动，势有难留，则五物煎、决津煎皆切要之药。

一方　治顿仆胎动，用川芎末二钱，酒下二三服，胎生即安，胎死即下。

又方　治同前，用砂仁和皮炒为末，每服二钱，米饮下，腹热即安。

胎动欲堕二五

妊娠胎气伤动者，凡跌仆、怒气、虚弱、劳倦、药食误犯、房室不慎，皆能致之。若因母病而胎动，但治其母；若因胎动而母病，但安其胎。轻者转动不安，或微见血，察其不甚，速宜安之，用前安胎及卒然下血等法。若腹痛血多，腰酸下坠，势有难留者，无如决津煎、五物煎，助其血而落之，最为妥当。若其势甚而舌青面赤，胀满呕恶，或冷气上逼者，儿已死矣。若面青吐沫舌赤，是母死也。若面舌唇吻俱青，口中沫出，是母子俱死也。若胎已死，当速去其胎以救其母，气血虚者，惟用决津煎最妙。如不应，而胀痛上逼，势不容缓者，急用平胃散一两，酒水各半煎，投朴硝五钱，热服之，或用朴硝一两，以童便调服，则逐而下矣。下后随证调补之。如无胀急，则但用决津煎加朴硝，则死胎自下。

凡气血衰弱，无以滋养其胎，或母有弱病，度其终不能成者，莫若下之，以免他患，宜桂心散，或用下胎小品方。

数堕胎二六

夫胎以阳生阴长，气行血随，营卫调和则及期而产，若或滋养之机少有间断，则源流不继而胎不固矣。譬之种植者，津液一有不到，则枝枯而果落，藤萎而花坠。故五常政大论曰：根于中者，命曰神机，神去则机息；根于外者，命曰气立，气止则化绝。正此谓也。凡妊娠之数见堕胎者，必以气脉亏损而然。而亏损之由，有禀质之素弱者，有年力之衰残者，有忧怒劳苦而困其精力者，有色欲不慎而盗损其生气者。此外如跌仆饮食之类，皆能伤其气脉，气脉有伤而胎可无恙者，非先天之最完固者不能，而常人则未之有也。且胎怀十月，经养各有所主，所以屡见小产堕胎者，多在三个月及五月七月之间，而下次之堕必如期复然。正以先次伤此一经，而再值此经，则遇阙不能过矣。况妇人肾以系胞，而腰为肾之府，故胎妊之妇最虑腰痛，痛甚则坠，不可不防。故凡畏堕胎者，必当察此所伤之由，而切为戒慎。凡治堕胎者，必当察此养胎之源，而预培其损，保胎之法无出于此，若待临期，恐无及也。凡胎孕不固，无非气血损伤之病，盖气虚则提摄不固，血虚则灌溉不周，所以多致小产。故善保胎者，必当专顾血虚，宜以胎元饮为主而加减用之，其次则芍药芎归汤，再次则泰山磐石散或《千金》保孕丸，皆有夺造化之功，所当酌用者也。又凡胎热者血易动，血动者胎不安，故堕于内热而虚者亦常有之。若脾气虚而血热者，宜四圣散；肝肾虚而血热者，宜凉胎饮；肝脾虚而血热者，宜固胎煎。又立斋法：治血虚血热，数堕胎者，于调补之外，时值初夏，教以浓煎白术汤下黄芩末二钱，与数十帖，得保而生，亦可法也。此外，凡有他证而胎不安者，当于安胎条中酌而治之。

胎不长二七

妊娠胎气本乎血气，胎不长者，亦惟血气之不足耳。故于受胎之后而漏血不止者有之，血不归胎也；妇人中年血气衰败者有之，泉源日涸也；妇人多脾胃病者有之，仓廪薄则化源亏而冲任穷也；妇人多郁怒者有之，肝气逆则血有不调而胎失所养也。或以血气寒而不长者，阳气衰则生气少也；或以血热而不长者，火邪盛则真阴损也。凡诸病此者，则宜补宜固，宜温宜清，但因其病而随机应之，则或以及期，或以过月，胎气渐充，自无不长。惟是年迈血衰而然者，数在天矣，有非可以人力为也。

鬼　胎二八

妇人有鬼胎之说，岂虚无之鬼气，果能袭人胞宫而遂得成形者乎？此不过由本妇之气质，盖或以邪思蓄注，血随气结而不散，或以冲任滞逆，脉道壅瘀而不行，是皆内因之病，而必非外来之邪，盖即血癥气瘕之类耳，当即以癥瘕之法治之，详见本条。此外如狐魅异类之遇者，则实有所受而又非鬼胎之谓，亦当于癥瘕类求法下之。又凡鬼胎之病，必以血气不足而兼凝滞多有之，但见经候不调而预为调补，则必无是病。若其既病，则亦当以调补元气为主，而继以去积之药乃可也。然用补之外，而欲于补中兼行者，无如决津煎。欲去其滞而不至猛峻者，无如通瘀煎。既加调补而欲直收其病者，则夺命丹、回生丹皆可酌用，或以当归、红花煎浓汤，送赤金豆亦妙。

妊娠药禁二九

蚖斑水蛭及虻虫，乌头附子配天雄，野葛水银并巴豆，牛膝薏苡与蜈蚣，棱莪代赭芫花麝，大戟蛇蜕黄雌雄，牙硝芒硝牡丹桂，槐花牵牛皂角同，半夏南星与通草，瞿麦干姜桃仁通，硇砂干漆蟹甲爪，地胆茅根莫用好。出《便产须知》

妊娠寡欲三十

妊娠之妇，大宜寡欲，其在妇人多所不知，其在男子而亦多有不知者，近乎愚矣。凡胎元之强弱，产育之难易，及产后崩淋经脉之病，无不悉由乎此。其为故也，盖以胎神巩固之日，极宜保护宫城，使不知慎而多动欲火，盗泄阴精，则藩篱由不固而伤，血气由不聚而乱，子女由元亏而夭，而阴分之病亦无不由此而百出矣。此妇人之最宜慎者，知者不可不察。

胎孕类论列总方三一

四君子汤补一

五君子煎新热六

六君子汤补五

四物汤补八

八珍汤补十九

十全大补汤补二十

五物煎新因三

五阴煎新补十三

补中益气汤补三十

五福饮新补六

七福饮新补七

五味异功散补四

温胃饮新热五

和胃饮新和五

六味异功煎新热七

寿脾煎新热十六

归脾汤补三二

加味归脾汤补三三

逍遥饮新因一

逍遥散补九二

加味逍遥散补九三

左归饮新补二

右归饮新补三

地黄当归汤妇四

凉胎饮新因八

固胎煎新因七

《全生》白术散妇十四

安胎散妇二

安胎饮妇一

泰山磐石散妇三

胎元饮新因六

安营散妇一二九

《千金》保孕丸妇三六

理阴煎新热三

固阴煎新固二

茯苓半夏汤和十二

保阴煎新寒一

秘元煎新固一

半夏茯苓汤妇三四

当归散妇九六

当归汤妇五

益母地黄汤妇十七

八味丸补一二二

参橘散妇三二

人参橘皮汤妇三二

续断汤妇二二

菟丝煎新固三

柴胡清肝散寒五九

阿胶散妇六

胶艾汤妇七

防风黄芩丸妇一二三

佛手散妇四一

决津煎新因二

芍药芎归汤妇四六

束胎丸妇三八

鲤鱼汤妇二六

通瘀煎新因五

化肝煎新寒十

解肝煎新和十一

枳壳汤妇二三

竹叶汤妇二七

二黄散妇二十

清化饮新因十三

子芩散妇一二二

一母丸妇三七

知母丸妇三七

黄芩散妇一二二

徙薪饮新寒四

平胃散和十七

回生丹妇六五

夺命丹妇六四

二陈汤和一

四圣散妇二一

四七汤和九七

紫苏饮妇二八

天仙藤散妇三十

羚羊角散妇三一

桂心散妇五四

赤金豆新攻二

小和中饮新和八

下胎小品方妇五六

产育类

滑　胎三二

妊娠滑胎之法，惟欲其坐草之期易而且速，而难易之由，则在血之盈虚，不在药之滑利。盖血多则润而产必易，血亏则涩而产必难，故于未产之前，但宜以培养气血为主，而预为之地，如四物汤、滑胎煎、五福饮、小营煎、八珍汤之类，即皆滑胎之要药。若不知此，而过用滑利等物，或产期未近，无火无滞而妄用清火行气、沉降苦寒等药，必皆暗残营气，走泄真阴，多致血亏气陷，反为临期大害。若果肥盛气实者，则紫苏饮、保生无忧散、滑胎枳壳散之类，皆可择用。

催　生三三

凡妊娠胎元完足，弥月而产，熟落有期，非可催也。所谓催生者，亦不过助其血气而利导之耳，直待临期，乃可用脱花煎或滑胎煎，随证加减主之。或经日久产，母困倦难生，俱宜服滑胎煎，以助其气血，令儿速生。其有气虚无力，艰于传送者，必用独参汤，随多随少接济其力，皆为催生要法。若期未至而妄用行气导血等剂以为催生，亦犹摘方苞之萼，揠宋人之苗耳。

临盆将产，腹痛已甚，凡催生之药，无如脱花煎，少用肉桂五七分为最稳最妙。若气虚无力者，加人参二三钱，虚甚者，任意加用之。

催生若水血下多，子道干涩难出者，宜用滑利之物，如猪脂油、蜜、酥油、葱白、葵子、牛乳、滑石、榆白皮之类以润之，亦济急之法也。

滑胎催生论外方

达生散妇四十

生化汤妇四二

加味芎归汤妇四四　难产

《良方》当归汤妇五　滑胎催生

《经验》滑石散妇五二　胎干难产

佛手散妇四一

稳　婆三四

产妇临盆，必须听其自然，弗宜催逼，安其神志，勿使惊慌，直待花熟蒂圆，自当落矣。所以凡用稳婆，必须择老成忠厚者，预先嘱之，及至临盆，务令从容镇静，不得用法摧逼。余尝见有稳婆忙冗性急者，恐顾此失彼，因而勉强试汤，分之掐之，逼之使下，多致头身未顺而手足先出，或横或倒，为害不小。若未有紧阵，不可令其动手，切记，切记！又或有生息不顺，及双胎未下之类，但宜稳密安慰，不可使产母闻知，恐惊则气散，愈难生息。又尝见有奸诡之妇，故为哼讶之声，或轻事重报，以显已能，以图酬谢，因致产妇惊疑，害尤非细，极当慎也。

立斋《医按》载一稳婆云：止有一女，于分娩时，适当巡街侍御行牌，取我视其内室分娩，女为此惊吓，未产而死。

后见侍御，更以威颜吩咐。迨视产母，胎虽顺而头偏在一边，此时若以手入推正，可保顺生，因畏其威，不敢施手，但回禀云：此是天生天化，非人力所能。因是子母俱不能救。由此观之，可见产时当用静镇自然，而一毫惊恐疑畏有不可使混于其间者。

产　要三五

凡孕妇临月，忽然腹痛，或作或止，或一二日，或三五日，胎水少来，但腹痛不密者，名曰弄胎，非当产也。又有一月前或半月前，忽然腹痛如欲产而不产者，名曰试月，亦非产也。凡此腹痛，无论胎水来与不来，俱不妨事，但当宽心候时可也。若果欲生，则痛极连腰，乃将产也。盖肾系于腰，胞宫则系于肾故耳。又试捏产母手中指本节，跳动即当产也。此时儿逼产门，谷道挺进，水血俱下，方可坐草试汤，瓜熟蒂悬，此乃正产之候也。

产妇腹痛未甚，且须宽心行动，以便儿身舒转。如腰腹痛甚，有产之兆，即当正身仰卧，或起坐舒伸，务宜安静从容，待儿转身向下，其产必顺而且易，最不宜预为惊扰入手，以致产妇气怯，胞破浆干，使儿转身不易，则必有难产之患。

产妇初觉欲生，便须惜力调养，不可用力妄施，恐致临产乏力。若男方转身而用力太早，则多致横逆，须待顺而临门，一逼自下。若时候未到，用力徒然。

临产房中，不宜多人喧嚷惊慌，宜闭户，静以待生。

将产时，宜食稠软白粥，勿令饥渴以乏气力，亦不宜食硬冷难化之物，恐产时乏力，以致脾虚不能消化，则产后有伤食之病。

产妇产室，当使温凉得宜。若产在春夏，宜避阳邪，风是也；产在秋冬，宜避阴邪，寒是也。故于盛暑之时，亦不可冲风取凉，以犯外邪；又不宜热甚，致令产母头疼面赤，亦不宜人众，若热气熏蒸，亦致前患。其或有热极烦渴而血晕血溢者，亦可少与凉水，暂以解之，然亦不可多用。若冬末春初，余寒尚盛，产室不可无火，务令下体和暖，衣被亦当温厚，庶不为寒气所侵，可免胎寒血滞难产之患。且产后胎元既落，气血俱去，乘虚感邪，此时极易，故不可不慎。

凡富贵之家过于安逸者，每多气血壅滞，常致胎元不能转动。此于未产之先，亦须常为运动，庶使气血流畅，胎易转则产亦易矣。是所当预为留意者。

妊娠将产，不可占卜问神，如巫觋之徒哄吓谋利，妄言凶险，祷神祇保，产妇闻之，致生疑惧。夫忧虑则气结滞而不顺，多至难产，所宜戒也。

产时胞浆未下，但只稳守无妨。若胞浆破后，一二时辰不生，即当服催生等药，如脱花煎、滑胎煎，或益母丸之类。盖浆乃养儿之生，浆干不产，必其胎元无力，愈迟则愈干，力必愈乏，所以速宜催之。

产妇与酒，不可多而致醉。凡产前醉则乏力而四肢不用，产后酒多，恐引入血分四肢，致后日有动血，及四肢无力、髓骨酸痛之患。

六逆产三六

一、横生者，以儿方转身，产母用力逼之太早，故致儿身未顺而先露手臂。但令母安然仰卧，稳婆以手徐推儿臂下体，令其正直，复以中指摸其肩，弗使脐带攀系即生。二、倒生者，因儿未及转身，产母努力，故令儿先露足。令母正卧，以手徐推足入，良久仍推儿身，徐俟转正近门即生。三、偏生者，因儿未顺生路，产母努力，逼儿头偏一边，虽若露顶，实额角也，亦照前法推正即生。若儿顶后骨偏拄谷道旁，以手从外后傍轻轻托正即生。四、碍产者，儿身虽顺，门路虽正，但不能下，乃因胎转时脐带绊肩而然。令产母仰卧，以手轻推儿向上，乃用中指按儿两肩，理顺脐带即生。五、坐产者，因儿将产，其母疲倦，久坐椅褥，抵其生路而然。须用手巾一条拴系高处，令产母以手攀之，轻轻屈足舒伸以开生路，儿即顺生。六、盘肠产者，临产母肠先出，子产而肠未收，故曰盘肠产。古法以醋、水各半盏，默然噀产母面背则收。一法：以蓖麻子四十九粒，研烂，涂母头顶，待肠收上，急洗去。俗以水噀面背惊之而肠亦收，但恐惊则气散，反致他疾，戒之。

一方：治横逆产难，令产母仰卧，以小针刺儿手脚心三五次，用盐擦之，手脚即缩上，转身即生。

一方：治盘肠产，以半夏为末，用少许搐鼻中，肠自上。

又方：用大纸捻以麻油润渗，点着吹灭，以烟熏产妇鼻中，肠即上。

又方：肠出，盛以洁净漆器，浓煎黄芪汤浸之，肠即上。

胞破产难三七

凡产妇胎未顺而胞先破者，其因有二：盖一有母质薄弱，胞衣不固，因儿转动，随触而破者，此气血之虚也；一有儿身未转，以坐草太早，用力太过，而胞先破者，此举动之伤也。若胞破久而水血干，产路涩则儿难下，宜急用大料四物汤，或五物煎、脱花煎、滑胎煎、五福饮、当归汤之类，助其气血，并浓煎葱汤熏洗产户，使其暖而气达，则自当顺下。若持久力乏，血已耗涸，则甚危矣。当用八珍汤料一斤，益母草四两，水数碗煎熟，不时饮之，亦有得生者。或以黄芪、芎、归数斤，以大釜煎，药气氤氲满室，使产母口鼻俱受其气，亦良法也。大抵产难之证，多患于郁闷、安逸、富贵之家，治法虽云胎前清气，产后补血，然不可拘泥。若脾胃不健，气血不充，必当预为调补，不然，临产必多患难。

产难经日不下，别无危证者，宜用脱花煎催之，极妥极妙。

一医宿客店，治店妇临产数日不生，下体俱冷，无药甚窘，令取椒、橙叶、茱萸，共煎汤一盆，令产妇以小凳坐盆内熏洗，良久，小腹皆暖，气温血行，遂产。

一方：以紫苏煎汤熏洗。大抵遇严寒时月，产久伤冷，气血必凝，此熏洗之法，亦要法也。外以淋汤，内以羊肉汤，必效。

一方：令产妇以自己发梢含于口中，令其恶心作呕，即下。亦治胞衣不出。

胞衣不出 三八

胞衣不出，有以气血疲弱，不能传送而停阁不出者。其证但见无力，而别无痛胀，治当补气助血，宜速用决津煎，或滑胎煎、保生无忧散、《局方》黑神散之类主之。有以恶露流入胞中，胀滞不出者。盖儿既脱，胞带必下坠，故胞在腹中，形如仰叶，仰则盛聚血水而胀碍难出。惟老成稳婆多有识者，但以手指顶其胞底，以使血散，或以指摸上口，攀开一角，使恶露倾泻，则腹空自落矣。又一法，以本妇头发，搅入喉中，使之作呕，则气升血散，胞软亦自落矣。凡胎胞不出者多死，授以此法，甚效。若血渗胞中，停蓄既久，而为胀为痛，或喘或急，则非逐血破血不可也，宜速用夺命丹，或用失笑散，以热酒调服，使血散胀消，其衣自下。若气血兼虚者，亦惟决津煎为善。

一方：用蓖麻子仁一两，研烂贴母右足心，衣下速洗去，缓则肠亦出。如肠不收，即以此膏涂脑顶，则肠自入。

一方：用红花一两，酒煮浓汁服。

一法：用产妇鞋底炙热，熨小腹上下，即出。

一方：用皂角刺烧为末，每服一钱，温酒调服。

胞衣论外方

牛膝散妇四九　胎衣不下、腹胀

气脱血晕三九

产时胎胞既下，气血俱去，忽尔眼黑头眩，神昏口噤，昏不知人，古人多云恶露乘虚上攻，故致血晕，不知此证有二：曰血晕，曰气脱也。若以气脱作血晕，而用辛香逐血化痰等剂，则立刻毙矣，不可不慎也。

气脱证：产时血既大行，则血去气亦去，多致昏晕不省，微虚者少顷即苏，大虚者脱竭即死，但察其面白眼闭，口开手冷，六脉细微之甚，是即气脱证也。速用人参一二两，急煎浓汤，徐徐灌之，但得下咽，即可救活，若少迟延，则无及矣。余尝救此数人，无不随手而愈，此最要法也。又尝见有禁参而毙者，云新产后不可用参，用参则补住恶血，必致为害，即劝之亦不肯用，直待毙而后悔者亦数人矣。又有云产后必过七日方可用参，此等愚昧讹传，不知始自何人，误人不浅，万万不可信也。

血晕之证，本由气虚，所以一时昏晕，然血壅痰盛者亦或有之。如果形气脉气俱有余，胸腹胀痛上冲，此血逆证也，宜失笑散。若痰盛气粗，宜二陈汤。如无胀痛气粗之类，悉属气虚，宜大剂芎归汤、八珍汤之类主之。

卒时昏晕，药有未及，宜烧秤锤令赤，用器盛至床前，以醋沃之，或以醋涂口鼻，令酸气入鼻，收神即醒。或以破旧漆器，或用干漆烧烟熏之，使鼻受其气皆可。但此法虽轻，而暴晕者所宜，若气虚之甚而昏厥者，非用大补之剂，终无益也。

儿初生四十

初诞法详小儿门

凡婴儿初生，当随手包裹，切不可为风寒所侵。盖儿在腹中，遮护最密，及其初脱胞胎，肌肤脆嫩，极易感邪。若在夏令，自无所虑，但觉稍寒，即须慎之。尝见儿生未久，多有惊风发热抽搐等病者，率由乎此。

小儿初生，天气微凉即大忌洗沐，恐腠理不密，元气发泄，而外邪乘之也。凡产母分娩艰难，劳伤胎气，多有儿虽脱胞而乏力垂危，或已死者，切不可便断脐带，当急用大纸捻蘸香油，于脐带上往来烧断之，取其阳气以续胎元，俄顷，儿得啼声，即已活矣，且可免胃寒泄泻之病。凡见此者，若以刀断脐带，则子母皆多难保。此出《立斋医按》。

凡烧带之法，惟素多阳虚及产时气脱者，最宜用之，以助阳气。若母气阳强，或儿声洪亮者，皆不宜用，恐火从脐入，日后致生热毒，则反为害不小。

子死腹中四一

凡子死腹中者，多以触伤，或犯禁忌，或以胎气薄弱不成而殒，或以胞破血干，持久困败，但察产母腹胀舌黑者，其子已死。若非产期而觉腹中阴冷重坠，或为呕恶，或秽气上冲，而舌见青黑者，皆子死之证。宜速用下死胎方下之，下后察其虚实，随加调补自愈。若唇舌面色俱青，则母子皆危之兆也。

补遗方：治胎死腹中。用红花以酒煮汁，饮二三碗即下。

新法下胎方：用当归一两，厚朴三钱，陈皮二钱，入酒、水各一碗，煎至一碗，加朴硝三五钱，再煎十余沸，去渣热服，死胎自下。或只用脱花煎更妙。

死胎论外方

回生丹妇六六

下死胎妇五九

桂香散妇五五

琥珀丸妇一三四

产门不开、不闭、子宫不收四二

交骨不开，产门不闭，无非阴气不足，阴不足则气不达，所以不开，不开则产必艰难，宜加味芎归汤，补而开之，大有奇效，或十全大补汤亦可。

产门不闭，由阴气大虚，不能收摄，或由阴火下流而然，故或为阴挺突出，或为肿胀，或为淋涩不禁。若气血俱虚者，宜十全大补汤加五味子，补而敛之。或痛而觉热者，宜加味逍遥散。若忧思伤脾血热者，加味归脾汤。若暴怒伤肝动火者，龙胆泻肝汤。

子宫不收而外坠者，宜补中益气汤加醋炒芍药，饮而举之。或外以黄芪煎汤熏洗亦妙。或以硫黄汤熏洗，硫黄散敷之。

一方：治产后子宫不敛，用荆芥、藿香、椿根白皮煎汤熏洗，神效。

一方：产后子肠不收，外用枳壳、诃子、五倍子、白矾煎汤熏洗。若不收，再灸顶心百会穴数壮即上。

一方：子宫脱出，用蓖麻仁十四枚，研烂涂顶心，入即洗去。

一方：治产后阴脱，用绢袋盛炒热蛇床子熨之，亦治阴痛。

又法：用蛇床子五两，乌梅十四个，煎水，日洗五六次。

小　产四三

小产之证，有轻重，有远近，有禀赋，有人事。由禀赋者，多以虚弱；由人事者，多以损伤。凡正产者，出于熟落之自然，小产者，由于损折之勉强，此小产之所以不可忽也。若其年力已衰，产育已多，欲其再振且固，自所难能。凡见此者，但得保其母气，则为善矣。若少年不慎，以致小产，此则最宜调理，否则下次临期仍然复坠，以致二次三次，终难子嗣，系不小矣。凡此安之之法，见前数堕胎条中。既产调理之法，亦与大产相似，详后产后条中，俱当按而用之。

凡妇人年及中衰，胎元无力，则常有胎不能长，及多小产昏晕之患，此气血衰败而然。血气既衰，则凡于小产之后，多有胎既落而复又下坠，如更有一胎欲产者，此非胎也，乃因气虚而胎宫随胎下陷也。产母不知，必至惊慌，此无足虑，但以寿脾煎，或八珍、十全大补、芎归补中汤之类主之，则自安矣。

又，凡小产有远近，其在二月三月为之近，五月六月为之远。新受而产者其势轻，怀久而产者其势重，此皆人之所知也，至若犹有近者，则随孕随产矣。凡今艰嗣之家，犯此者十居五六，其为故也，总由纵欲而然。第自来人所不知，亦所不信，兹谨以笔代灯，用指迷者，倘济后人，实深愿也，请详言之。盖胎元始肇，一月如珠露，二月如桃花，三月四月而后，血脉形体具，五月六月而后，筋骨毛发生，方其初受，亦不过一滴之玄津耳。此其橐龠正无依，根荄尚无地，巩之则固，决之则流，故凡受胎之后，极宜节欲以防泛溢。而少年纵情，罔知忌惮，虽胎固欲轻者，保全亦多，其有兼人之勇者，或恃强而不败，或既败而复战。当此时也，主方欲静，客不肯休，无奈狂徒敲门撞户，顾彼水性热肠，有不启扉而从，随流而逝者乎？斯时也，落花与粉蝶齐飞，火枣共交梨并逸，合污同流，已莫知其昨日孕而今日产矣，朔日孕而望日产矣，随孕随产，本无形迹。盖明产者胎已成形，小产必觉；暗产者胎仍以水，直溜何知？故凡今之衙衙家多无大产，以小产之多也。取娼妓者多少子息，以其子宫滑而惯于小产也。今尝见艰嗣求方者，问其阳事，则曰能战，问其功夫，则曰尽通，问其意况，则怨叹曰：人皆有子我独无。亦岂知人之明产，而尔之暗产耶？此外如受胎三月五月而每有堕者，虽衰薄之妇常有之，然必由纵欲不节，致伤母气而堕者为尤多也。故凡恃强过勇者多无子，以强弱之自相残也。纵肆不节者多不育，以盗损胎元之气也。岂悉由妇人之罪哉？欲求我方者，当以此篇先读之，则传方之思，已过半矣。

小产论外方

人参黄芪汤妇四八　小产气虚血不止

当归川芎汤妇四三　小产瘀血痛

殿胞煎新因十　小产后腹痛

下胎断产四四

下胎断产本非仁者之事，然有妇人临产艰危，或病甚不胜产育者，则下胎断产之法有不得已，亦不可废者也。至若水银、虻虫、水蛭、斑蝥之属，不惟伤胎，且伤母矣，用者不可造次。

下胎方

《千金》去胎方妇六十

下胎小品方妇五六

扶羸小品方妇五八

《广济》下胎方妇五七

《良方》桂心散妇五四

一方：不拘生胎死胎，用蓖麻仁二个，巴豆一个，麝香一分，研贴脐中并足心即下。月一粒，温酒吞下。又方：下生胎，用蓖麻子一。

断产方

断产小品方妇六八

《千金》断产方妇又六七

丹溪断子法妇六九

断产灸法妇六六

产育类论列总方四五

四物汤补八

八珍汤补十九

十全大补汤补二十

五福饮新补六

五物煎新因三

补中益气汤补三十

当归汤妇五

小营煎新补十五

保生无忧散妇四七

羊肉汤妇七一

脱花煎新因十一

加味逍遥散补九三

寿脾煎新热十六

决津煎新因二

加味归脾汤补三三

滑胎煎新因九

益母丸妇六三

滑胎枳壳散妇二四

紫苏饮妇二八

夺命丹妇六四

加味芎归汤妇四四

失笑散妇百四

芎归补中汤妇四六

龙胆泻肝汤寒六二

硫黄汤妇六三、六二

《局方》黑神散妇五十

芎归汤妇四一

产后类

论产后当大补气血四六

产后病治，尝见丹溪云：产后当大补气血，即有杂证，以末治之，一切病多是血虚，皆不可发表。此其意谓血气随胎而去，必属大虚，故无论诸证，皆当以大补为先，其他皆属可缓。余于初年，诚然佩服，及执而用之，则每为所困，经者数次，始悟其言虽有理，而未免言之过也。即今产科所宗，无非此法，余目睹其误，及亲为解救者，盖不少矣，故敢剖析于后，实有所见，不得不言，非存心自炫，故毁先贤。若然，则徒为笑骂之招耳，宾虽至愚，必不为也，观者其深察此意。

凡产后气血俱去，诚多虚证，然有虚者，有不虚者，有全实者。凡此三者，但当随证随人，辨其虚实，以常法治疗，不得执有诚心，概行大补以致助邪，此辨之不可不真也。

产后虚证，无非随人元气，必素弱之人多有之，或于产后血气俱去而更弱者亦有之。此当因人察脉，因脉察证，若脉气形气病气俱不足，此当以全虚治之。若形气不足，病气有余，或兼火邪，或兼外邪，或以饮食停滞，是亦虚中有实，不得不详审而治。此中委曲，未能言尽，惟明者悟之。

产后不虚证，盖或其素日无病，或以年少当时，或以素耐辛苦贫劳之质，此辈本无不足，及其一旦受孕，乃于无病腹中参入此物，故致血气壅塞，为胀为呕，是皆添设有余之病。及其既产，始见通快，所留得去，仍复故吾。常人之产，此类极多，果何虚之有？然或以内伤，或以外感，产后之病，难保必无，倘有所犯，去之即愈，若概行大补，果能堪否？即临盆带去血气，未免暂见耗损，然以壅滞之余，不过皆护胎随从之物，去者当去，生者旋生，不出数日，必已来复，此生化自然之理，何至是产皆虚也。凡治此类，但当因证用治，若执云产后必当大补气血，则实实之病，必所不免，而轻者必甚，甚者必危矣。由此观之，则立言者固不易，而用言者又岂易哉？

产后全实证，有如外感风寒，头痛身热，便实中满，脉紧数洪大有力者，此表邪之实证也。又火之盛者，必热渴躁烦，或便结腹胀，口鼻舌焦黑，酷喜冷饮，眼眵，溺管痛赤，脉见洪滑，此内热之实证也。又郁怒动肝，胸胁胀痛，大便不利，脉弦而滑，此气逆之实证也。又恶露未尽，瘀血上冲，心腹胀满，疼痛拒按，大便难而小便利，此血逆之实证也。又凡富贵之家，保护太过，或过用人参、芪、术，以致气壅，或过用糖、酒、炭火，以致内热，或产本不虚而妄用大补之药，以致增病，此调摄之实证也。又或因产过食，恐其劳困，固令勉强，以致停蓄不散，此内伤之实证也。以上诸证，姑举要者以见其概。然既有表邪则不得不解，既有火邪则不得不清，既有内伤停滞则不得不开通消导，且人有强弱，产有虚实，病有真假，治有逆从，固不可以同日语也。观六元正纪大论曰：妇人重身，毒之何如？曰：有故无殒，亦无殒也。此自经常不易之大法，亦何庸赘辨之若此，第因丹溪之言，人多偏执，故不得不详尽其说，以解后人之惑也。诸虚实治法详具后条。

论产后三禁四七

观《病机机要》云：治胎产之病，当从厥阴证论之，宜无犯胃气及上二焦，是为三禁，谓不可汗，不可下，不可利小便。发其汗则同伤寒下早之证，利大便则脉数而伤脾，利小便则内亡津液，胃中枯燥。但使不犯三禁，则营卫自和，而寒热自止矣。凡用治之法，如发渴则白虎，气弱则黄芪，血痛则当归，腹痛则芍药，大抵产病天行从加减柴胡，杂证从增损四物，宜察脉证而用之。详此说虽为产育之大法，然病变不同，倘有是证，则不得不用是药，所谓有病则病受之也。第此经常之法，固不可不知，而应变之权，亦不可执一也。

产后腹痛四八

产后腹痛，最当辨察虚实。血有留瘀而痛者，实痛也，无血而痛者，虚痛也。大都痛而且胀，或上冲胸胁，或拒按而手不可近者，皆实痛也，宜行之散之。若无胀满，或喜揉按，或喜热熨，或得食稍缓者，皆属虚痛，不可妄用推逐等剂。

凡新产之后，多有儿枕腹痛者，摸之亦有块，按之亦微拒手，故古方谓之儿枕，皆指为胞中之宿血，此大不然。夫胎胞俱去，血亦岂能独留？盖子宫蓄子既久，忽尔相离，血海陡虚，所以作痛。胞门受伤，必致壅肿，所以亦若有块，而实非真块。肿既未消，所以亦颇拒按。治此者但宜安养其脏，不久即愈，惟殿胞煎为最妙，其次则四神散、五物煎皆极佳者。若误认为瘀而妄用桃仁、红花、玄胡、青皮之属，反损脏气，必增虚病。

有母体本虚而血少者，即于产时亦无多血，此辈尤非血滞，若有疼痛，只宜治以前法，或以大、小营煎，黄雌鸡汤主之。

凡新产之后，其有阳气虚弱而寒从中生，或寒由外入，以致心腹作痛，呕吐不食，四肢厥冷者，宜九蜜煎、大岩蜜汤，或理阴煎主之。

产当寒月，以致寒气入腹，脐下胀痛，手不可近者，宜羊肉汤主之。若气实寒甚者，宜蟠葱散。

产后恶露不尽，留滞作痛者，亦常有之，然此与虚痛者不同，必其由渐而甚，或大小便不行，或小腹硬实作胀，痛极不可近手，或自下上冲心腹，或痛极牙关紧急，有此实证，当速去其血，近上者宜失笑散，近下者宜通瘀煎、夺命丹、回生丹。如或未效，当用决津煎为善。

产后有脾虚肾虚而为腹痛者，此不由产而由脏气之不足。若脾气虚寒，为呕吐，为食少，而兼腹痛者，宜五君子煎、六君子汤、温胃饮之类主之。若肾气虚寒，为泻为痢，而兼腹痛者，宜胃关煎、理阴煎之类主之。

产后有饮食停滞及气逆作痛，亦当因其类而消去之，如排气饮、大和中饮之类，皆可酌用。

仲景曰：产后腹中疠痛，当归生姜羊肉汤主之，并治腹中寒疝，虚劳不足。

立斋曰：前证若因气滞，用延胡索散。若因外寒，用五积散。若因怒气，用四物加木香、柴胡。若因血虚，用四物、参、术、炮姜。若因阳气虚弱，用四君、当归、炮姜。若因脾虚血弱，用六君、当归、炮姜。

产后发热四九

产后发热，有风寒外感而热者，有邪火内盛而热者，有水亏阴虚而热者，有因产劳倦虚烦而热者，有去血过多头晕闷乱烦热者，诸证不同，治当辨察。

产后有外感发热者，盖临盆之际，多有露体用力，无暇他顾，此时或遇寒邪，则乘虚而入，感之最易，若见头疼身痛，憎寒发热，或腰背拘急，脉见紧数，即产后外感证也。然此等外感，不过随感随病，自与正伤寒宿感者不同，故略加解散即自痊，可勿谓新产之后不宜表散，但当酌其虚实而用得其宜耳。凡产后感邪，气不甚虚者，宜三柴胡饮。若气虚脾弱而感者，宜四柴胡、五柴胡饮。若肝脾肾三阴不足而感者，宜补阴益气煎。若虚寒之甚者，宜理阴煎。若产妇强壮气实而感者，宜正柴胡饮。若兼内火盛而外邪不解者，宜一柴胡饮。若风寒俱感，表里俱滞者，宜五积散。

产后有火证发热者，但外感之热多在表，火证之热多在里。此必以调摄太过，或时令热甚，或强以酒，或误用参、术、姜、桂大补之药，或过用炭火，或窗牖太密，人气太盛，或气体本实而过于动作，凡属太过，皆能生火。火盛于内，多见潮热内热，烦渴喜冷，或头痛多汗，便实溺赤，及血热妄行，但无表证，脉见缓滑不紧而发热者，便是火证，宜清化饮、保阴煎之类主之。若本元不虚，或火之甚而势之急者，即徙薪饮、抽薪饮亦所常用，不必疑也。

产后有阴虚发热者，必素禀脾肾不足，及产后气血俱虚，故多有之。其证则倏忽往来，时作时止，或昼或夜，进退不常，或精神困倦，怔忡恍惚，但察其外无表证，而脉见弦数，或浮弦豁大，或微细无力。其来也渐，非若他证之暴至者，是即阴虚之候，治当专补真阴，宜小营煎、三阴煎、五阴煎之类，随宜主之。若阴虚兼火而微热者，宜一阴煎。若阴虚兼火之甚而大热者，宜加减一阴煎。若阴虚火盛，热而多汗者，宜当归六黄汤。若阴中之阳虚，火不归源而热者，宜大营煎、理阴煎、右归饮之类主之。若血虚阳不附阴，烦热作渴者，宜人参当归汤。若气血俱虚，发热烦躁，面赤作渴，宜八珍汤、十全大补汤。若热甚而脉微者，宜急加桂附，或认为火，则祸在反掌。

产后有去血过多发热者，其证必烦渴短气，头痛头晕，闷乱内热，是亦阴虚之属，宜人参当归汤主之。

立斋曰：大凡元气虚弱而发热者，皆内真寒而外假热也，但用六君或补中益气加炮姜温补脾气，诸证自退。若四肢畏冷，急加附子。凡新产阴血暴伤，阳无所附而外热，宜用四物、炮姜，补阴以配阳。若因误服寒凉克伐之剂而外热，此为寒气格阳于外，宜用四君子加姜桂，如不应，急加附子。若或肌肤发热，面目赤色，烦渴引饮，此血脱发躁，宜用当归补血汤。

产后乍寒乍热五十

产后乍寒乍热，总由血气虚损，阴阳不和而然。若阳胜则乍热，阴胜则乍寒。凡阴胜而寒多者，宜增损四物汤、理阴煎。若阳胜而热多者，宜四物汤、三阴煎。若阳气陷入阴中而乍寒乍热者，宜补中益气汤、补阴益气煎。若阴阳俱虚而寒热者，宜八珍汤、十全大补汤。若败血不散，流入阴中而作寒热者，宜决津煎、殿胞煎。若血实气壅者，宜夺命丹。陈无择曰：败血流闭诸阴则寒，流闭诸阳则热，宜五积散。若有外感者，宜从前产后发热调治。

蓐　劳五一

蓐，草荐也。产妇坐草艰难，以致过劳心力，故曰蓐劳，此即产后劳倦也。其证则或为寒热如疟，或头疼自汗，或眩晕昏沉，或百节疼痛，或倦怠喘促，饮食不甘，形体虚羸之类，皆其候也，悉当以增补元气为主。若初产后蓐劳困倦，惟猪腰汤为妙，或用黄雌鸡汤、白茯苓散。若蓐劳虚汗不止，宜母鸡汤。若兼脏寒者，宜羊肉汤。若气血俱虚者，宜五福饮、十全大补汤。若兼外邪发热者，宜补阴益气煎、补中益气汤。若兼外邪发热而中寒背恶寒者，宜理阴煎，详加减法治之。若兼阳虚内寒者，宜五君子煎或理阴煎。若阳盛阴虚兼内热者，宜五福饮加芍药、黄芩、地骨皮之类，随宜用之。

产后喘促五二

产后喘急有二，乃一以阴虚之极，一以寒邪在肺。盖产后既以大虚，焉得气实而喘？若肺无寒邪而见喘促者，此以血去阴虚，孤阳无主，故气穷短促而浮脱于上，此实肝肾不接，无根将脱之兆，最为危候。经曰：肝苦急，急食甘以缓之，正此类也，惟贞元饮为治此之神剂。若气虚兼寒者，宜大补元煎或理阴煎。若风寒外感，邪气入肺而喘急者，此必气粗胸胀，或多咳嗽，自与气短似喘、上下不接者不同，治当以疏散兼补为主，宜金水六君煎或六君子汤。若单以寒邪入肺，气实气壅而本无虚者，宜六安煎，或二陈汤加苏叶之类主之。

喘嗽论外方

二母散妇八六　血热喘嗽

二物参苏饮妇八四　瘀血入肺喘嗽

产后恶露不止五三

产后恶露不止，若因血热者，宜保阴煎、清化饮。有伤冲任之络而不止者，宜固阴煎加减用之。若肝脾气虚，不能收摄而血不止者，宜寿脾煎或补中益气汤。若气血俱虚而淡血津津不已者，宜大补元煎或十全大补汤。若怒火伤肝而血不藏者，宜加味四物汤。若风热在肝而血下泄者，宜一味防风散。

止血方：用蒲黄二两，水煎，顿服。

血不止论外方

人参当归汤妇百十四

佛手散妇四一　血多烦晕

产后发痉五四

产后发痉，乃阴血大亏证也。其证则腰背反张，戴眼直视，或四肢强劲，身体抽搐，在伤寒家虽有刚痉、柔痉之辨，然总之则无非血燥血枯之病，而实惟足太阳与少阴主之。盖膀胱与肾为表里，肾主精血，而太阳之脉络于头目项背，所以为病若此。若其所致之由，则凡如伤寒误为大汗以亡液，大下以亡阴，或溃疡、脓血、大泄之后，乃有此证。故在产后，亦惟去血过多，或大汗大泻而然，其为元气亏极、血液枯败也可知。凡遇此证，速当察其阴阳，大补气血，用大补元煎，或理阴煎，及十全大补汤之类，庶保其生。若认为风痰而用发散消导等剂，则死无疑矣。

产后大便秘涩五五

产后大便秘涩，以其失血亡阴，津液不足而然，宜济川煎加减主之，及后立斋法俱妙。

立斋曰：前证若计其日期，饮食已多，即用药通之，祸在反掌之间矣。必待其腹满觉胀，欲去不能者，此乃结在大肠，宜用猪胆汁润之。若服苦寒疏通，反伤中气，通而不止，或成他证。若去血过多，用十全大补汤。血虚火燥，用加味四物汤。气血俱虚，用八珍汤。虽数日不通，饮食如常，腹中如故，仍用八珍加桃仁、杏仁治之，若泥其日期饮食之多而通之，则误矣。

产后杂证方五六

《良方》黄龙汤妇八五　产后外感

《良方》交加散妇百　产后中风

海藏愈风汤和二一七　失血筋急搐搦

交加散和二五二　产后类风不省人事

七珍散妇七九　产后不语

补脬饮妇八一　产后脬破淋沥

《良方》人参汤妇七七　产后诸虚

麻黄根汤妇八三　产后虚汗

趁痛散妇八十　产后发热骨节疼痛

加味小柴胡汤散二十　乳母肝火发热

产后类论列总方五七

四君子汤补一

五君子煎新热六

金水六君煎新和一

六君子汤补五

大补元煎新补一

十全大补汤补二十

四物汤补八

五物煎新因三

补中益气汤补三十

大营煎新补十四

小营煎新补十五

补阴益气煎新补十六

五福饮新补六

八珍汤补十九

当归六黄汤寒六五

温胃饮新热五

胃关煎新热九

加味四物汤补九

寿脾煎新热十六

理阴煎新热三

增损四物汤妇百十

三阴煎新补十一

一阴煎新补八

加减一阴煎新补九

五阴煎新补十三

贞元饮新补十九

人参当归汤妇百十四

保阴煎新寒一

固阴煎新固二

一味防风散妇百十五

右归饮新补三

蟠葱散热百十

当归补血汤补四四

羊肉汤妇七十、七一

猪腰汤妇七四

黄雌鸡汤妇七二

母鸡汤妇七三

决津煎新因二

殿胞煎新因十

通瘀煎新因五

济川煎新补二一

清化饮新因十三

失笑散妇百四

夺命丹妇六四

四神散妇七五

二陈汤和一

六安煎新和二

五积散散三九

抽薪饮新寒三

徙薪饮新寒四

延胡索散妇九八

白茯苓散妇七八

正柴胡饮新散六

一柴胡饮新散一

三柴胡饮新散三

四柴胡饮新散四

五柴胡饮新散五

九蜜煎新因十二

大岩蜜汤妇七六

回生丹妇六五

排气饮新和六

大和中饮新和七

带浊遗淋类

带　下五八

凡妇人淋带，虽分微甚，而实为同类，盖带其微而淋其甚者也。总由命门不固，而不固之病，其因有六：盖一以心旌之摇之也。心旌摇则命门应，命门应则失其所守，此由于不遂者也。一以多欲之滑之也，情欲无度，纵肆不节，则精道滑而命门不禁，此由于太遂者也。一以房室之逆之也。凡男女相临，迟速有异，此际权由男子，而妇人情兴多致中道而止，止则逆，逆则为浊为淋，此由于遂而不遂，乃女子之最多而最不肯言者也。以上三证，凡带浊之由乎此者，十居八九，而三者之治，必得各清其源，庶可取效。然源未必清，而且旋触旋发，故药饵之功，必不能与情窦争胜，此带浊之所以不易治也。此三者之外，则尚有湿热下流者，有虚寒不固者，有脾肾亏陷而不能收摄者，当各因其证而治之。

心旌摇，心火不静而带下者，先当清火，宜朱砂安神丸、清心莲子饮、《直指》固精丸之类主之。若无邪火而但见心虚带下者，宜秘元煎、人参丸、心虚白浊歌、茯菟丸之类。

欲事过度，滑泄不固而带下者，宜秘元煎、寿脾煎、固阴煎、苓术菟丝丸、《济生》固精丸、锁精丸、金锁思仙丹之类主之。

人事不畅，精道逆而为浊为带者，初宜六味地黄汤或威喜丸之属以利之。久不止者，宜固阴煎、苓术菟丝丸之属以固之。

湿热下流而为带浊，脉必滑数，色见红赤，证有烦渴而多热者，宜保阴煎、加味逍遥散，或《经验》猪肚丸亦佳。若热甚兼淋而赤者，宜龙胆泻肝汤。

元气虚弱而带下者，宜寿脾煎、固阴煎、菟丝煎、七福饮、十全大补汤、九龙丸之属。若阳气虚寒，脉见微涩，色白清冷，腹痛多寒者，宜加姜附，或用家韭子丸。

脾肾气虚下陷而多带者，宜用寿脾煎、固阴煎、归脾汤、补中益气汤之属。

立斋曰：前证或因六淫七情，或因醉饱房劳，或因膏粱厚味，或服燥剂所伤，或亏损阳气下陷，或湿痰下注蕴积而成，故言带也。凡此皆当壮脾胃、升阳气为主，佐以各经见证之药。若色青者属肝，用小柴胡加山栀；或湿热壅滞，小便赤涩，龙胆泻肝汤。色赤者属心，用小柴胡加黄连、山栀、当归；思虑过伤，用妙香散等药。色白者属肺，用补中益气加山栀。色黄者属脾，用六君子加山栀、柴胡，不应，归脾汤。色黑者属肾，用六味地黄丸。若气血俱虚，八珍汤。阳气陷下，补中益气汤。湿痰下注，前汤加茯苓、半夏、苍术、黄柏。气虚痰饮下注，四七汤送肾气丸。不可拘肥人多痰，瘦人多火，而以燥湿泻火之药轻治之也。

带浊论外方

醋附丸妇百七　气滞带浊，腹中急痛

金樱膏补一百　虚劳带浊

克应丸妇一二八　虚滑带浊

固元丹固三一　赤白带

白芷散妇一二六　下元虚滑

益母丸妇六三　带浊诸病

白芍药散妇一二七　带浊疼痛

白浊遗淋五九

淫浊与带下之不同者，盖白带出于胞宫，精之余也；淫浊出于膀胱，水之浊也。虽膀胱与肾为表里，故带浊之源，无非皆出于阴分，然带由脾肾之虚滑者多，淫浊由膀胱之湿热者多，此其所以有辨也。若淫浊初起而见热涩者，宜大分清饮。若初起无火而但有窒塞者，宜小分清饮或五苓散。若肝经怒火下流，宜加味逍遥散。若肝火盛而见痛涩者，宜龙胆泻肝汤。若服寒凉利药太过，以致下焦虚寒不固者，宜萆薢分清饮。若元气虚寒下陷者，宜寿脾煎、补中益气汤。若脾湿下流者，宜归脾汤、六君子汤。若久而不愈，肝肾虚滑下陷者，宜寿脾煎、秘元煎、家韭子丸。

淋浊论外方

滑石散妇一二九　热淋

牛膝膏和三四六　死血作淋

三味牛膝汤寒一二六　血热淋痛

妇人梦与鬼交六十

人禀五行正气以生，气正则正，气邪则邪，气强则神旺，气衰则鬼生，如《刺法论》曰：神失守位，则邪鬼外干，即此类也。然妇人之梦与邪交，其证有二：一则由欲念邪思，牵扰意志而为梦者，此鬼生于心，而无所外干也；一则由禀赋非纯，邪得以入，故妖魅敢于相犯，此邪之自外至者亦有之矣。病因有内外，则证亦有不同。病由内生者，外无形迹，不过于梦寐间常有所遇，以致遗失，及为恍惚带浊等证，亦如男子之梦遗，其机一也，但在女子多不肯言耳。至若外有邪犯者，其证则异，或言笑不常，如有对晤，或喜幽寂，不欲见人，或无故悲泣，而面色不变，或面带桃花，其脉息则乍疏乍数，三五不调，或伏沉，或促结，或弦细，或代易不常，是皆妖邪之候。凡此二者，若失于调理，久之不愈，则精血日败，真阴日损，乃致潮热发热，神疲体倦，饮食日减，经水日枯，肌肉消削，渐成劳损，脉见紧数，多致不救矣。凡治此者，所因虽有不同，而伤精败血，其病则一。故凡病生于心者，当先以静心为主，然后因其病而药之，神动者安其神、定其志；精滑者固其精、养其阴，尤当以培补脾肾，要约门户，以助生气为主。若为妖魅所侵，则内当调补正气，如归神汤之类，外宜速灸鬼器穴以驱邪气，则自当渐愈。其穴以两手大指相并缚定，用艾炷于爪甲角骑缝灸之，务令两甲连肉四处着火方效，或七壮，或二七壮。两足大指亦名足鬼眼。

带浊类论列总方六一

人参丸补百五

八珍汤补十九

朱砂安神丸寒一四二

归脾汤补三二

六君子汤补五

清心莲子饮寒三二

妙香散固十五、十六

九龙丸固四二

十全大补汤补二十

寿脾煎新热十六

秘元煎新固一

加味逍遥散补九三

菟丝煎新固三

固阴煎新固二

心虚白浊歌补百一

威喜丸固四五

茯菟丸固三八

补中益气汤补三十

锁精丸固二六

保阴煎新寒一

《济生》固精丸固二九

四七汤和九七

五苓散和一八二

金锁思仙丹固十九

归神汤妇一二五

肾气丸补一二一

六味地黄汤补一二十

七福饮新补七

家韭子丸固三四

小分清饮新和十

《直指》固精丸固三十

小柴胡汤散十九

大分清饮新寒五

苓术菟丝丸新固五

萆薢分清饮热一六四

经验猪肚丸固四十

龙胆泻肝汤寒六三

乳病类

乳　少六二

妇人乳汁，乃冲任气血所化，故下则为经，上则为乳。若产后乳迟乳少者，由气血之不足，而犹或无乳者，其为冲任之虚弱无疑也。治当补化源而兼通利，宜猪蹄汤。若乳将至而未得通畅者，宜涌泉散。

产妇乳汁不来，其原有二：盖一因气血不足，故乳汁不来，宜用猪蹄汤，是即虚者补之也；一因肥胖妇人痰气壅盛，乳滞不来者，宜用漏芦汤之类，是壅者行之也。

乳　出六三

产后乳自出，乃阳明胃气之不固，当分有火无火而治之。无火而泄不止，由气虚也，宜八珍汤、十全大补汤。若阳明血热而溢者，宜保阴煎，或四君子汤加栀子。若肝经怒火上冲，乳胀而溢者，宜加减一阴煎。若乳多胀痛而溢者，宜温帛熨而散之。若未产而乳自出者，以胎元薄弱，滋溉不全而然，谓之乳泣，生子多不育。

吹乳妒乳六四

产后吹乳，因儿饮乳，为口气所吹，致令乳汁不通，壅结肿痛，不急治之，多成痈肿，速服瓜蒌散，外以南星末敷之，更以手揉散之。势甚者，惟连翘金贝煎最妙。

产后妒乳，因无儿饮乳，或儿未能饮，余乳蓄结作胀，或妇人血气方盛，乳房作胀，以致肿痛，憎寒发热，不吮通之，必致成痈，若肿不消，用麦芽二三两炒熟，水煎服，立消。

一方　用陈皮一两，甘草一钱，水煎服。

一方　治吹乳、乳痈肿痛，用萱草根擂酒服之，以滓罨患处。

《袖珍方》用猪牙皂角去皮，蜜炙为末，酒服一钱。又诗云：妇人吹奶法如何？皂角烧灰蛤粉和，热酒一杯调八字，管教时刻笑呵呵。

乳痈乳岩六五

肿痛势甚，热毒有余者，宜以连翘金贝煎先治之，甚妙。

立斋法曰：妇人乳痈，属胆胃二腑热毒，气血壅滞，故初起肿痛发于肌表，肉色焮赤，其人表热发热，或发寒热，或憎寒头痛，烦渴引冷，用人参败毒散、神效瓜蒌散、加味逍遥散治之，肿自消散。若至数日之间，脓成溃窍，稠脓涌出，脓尽自愈，若气血虚弱，或误用败毒，久不收敛，脓清脉大则难治。乳岩属肝脾二脏郁怒，气血亏损，故初起小核结于乳内，肉色如故，其人内热夜热，五心发热，肢体倦瘦，月经不调，用加味逍遥散、加味归脾汤、神效瓜蒌散，多自消散。若积久渐大，巉岩色赤出水，内溃深洞为难疗，但用前归脾汤等药可延岁月，若误用攻伐，危殆迫矣。大凡乳证，若因恚怒，宜疏肝清热。

焮痛寒热，宜发表散邪。焮肿痛甚，宜清肝消毒，并隔蒜灸。不作脓或脓不溃，补气血为主。不收敛或脓稀，补脾胃为主。脓出反痛，或发寒热，补气血为主。或晡热内热，补血为主。若饮食少思，或作呕吐，补胃为主。饮食难化，或作泄泻，补脾为主。劳碌肿痛，补气血为主。怒气肿痛，养肝血为主。儿口所吹，须吮通揉散，成痈治以前法，潮热暮热，亦主前药。大抵男子多由房劳耗伤肝肾，妇人郁怒亏损肝脾，治者审之。世有孕妇患此，名曰内吹，然其所致之因则一，惟用药不可犯其胎耳。

乳病论列总方

猪蹄汤妇八七

涌泉散妇八八

漏芦汤妇九十

八珍汤补十九

四君子汤补一

十全大补汤补二十

保阴煎新寒一

归脾汤补三二

加味归脾汤补三三

瓜蒌散妇九一

神效瓜蒌散外一八一

加味逍遥散补九三

加减一阴煎新补九

人参败毒散散三六

连翘金贝煎新因三一

子嗣类

宜麟策总论共十二段　六七

天地氤氲，万物化醇，男女遘精，万物化生，此造化自然之理也，亦无思无为之道也。故有人道即有夫妇，有夫妇即有子嗣，又何有乏嗣之说？然天有不生之时，地有不毛之域，则人不能无乏嗣之流矣。然则生者自生，乏者当乏，而求嗣之说，又何为也？果可求耶？果不可求耶？则其中亦自有说，亦自有法矣。所谓说者，非为不生不毛者而说也，亦非为少壮强盛者而说也。盖不生不毛者，出于先天之禀赋，非可以人力为也。少壮强盛者，出于妙合之自然，不必识，不必知也。惟是能子弗子者，无后难堪，本非天付，衰老无儿者，精力日去，岂比少年，此所以有挽回之人力，则有说而有法矣。虽法之垂诸古者已不为少，然以余觉之，则若有未尽其妙蕴者焉，因而胪列其法，曰天时，曰地利，曰人事，曰药食，曰疾病，总五类二十四条，但凡其一，便足败乃公事矣。宾于晚年得子，率鉴乎此，凡苦于是者，惟察之信之，则祚胤之猷，或非渺小，故命之曰《宜麟策》。

时气天时一

凡交会下种之时，古云宜择吉日良时，天德月德，及干支旺相，当避丙丁之说，顾以仓卒之顷，亦安得择而后行，似属迂远，不足凭也。然惟天日晴明，光风霁月，时和气爽，及情思清宁，精神闲裕之况，则随行随止，不待择而人人可办，于斯得子，非惟少疾，而必且聪慧贤明，胎元禀赋，实基于此。至有不知避忌者，犯天地之晦冥，则受愚蠢迷蒙之气；犯日月星辰之薄蚀，则受残缺刑克之气；犯雷霆风雨之惨暴，则受狠恶惊狂之气；犯不阴不阳、倏热倏寒之变幻，则受奸险诡诈之气。故气盈则盈，秉之则多寿；气缩则缩，犯之则多夭。顾人生六合之内，凡生长壮老已，何非受气于生成？而知愚贤不肖，又孰非禀质于天地？此感兆元始之大本，苟思造命而赞化育，则当以此为首务。

阴阳天时二

乾道成男，坤道成女，此固生成之至道，然亦何以见之，亦何以用之？盖乾坤不用，用在坎离，坎离之用，阴阳而已。夫离本居阳，何以为女？以阳之中而阴之初也。坎本居阴，何以为男？以阴之中而阳之初也。盖中者盛于上，盛者必渐消；初者生于下，生者必渐长。故阳生于坎，从左而渐升，升则为阳而就明；阴生于离，从右而渐降，降则为阴而就晦，此即阴阳之用也，而千变万化，莫不由之。由之推广，则凡冬至夏至，一岁之阴阳也；子东午西，一日之阴阳也；有节有中，月令之阴阳也；或明或晦，时气之阴阳也；节前节后，消长之阴阳也；月光潮汛，盈虚之阴阳也。再以及人，则老夫女妻，阴若胜矣，有颠之倒之之妙；彼强此弱，阳亦在也，有操之纵之之权，顾无往而非阴阳之用也。知之而从阳避阴，则乾道成男，不知而背阳向阴，则坤道成女矣。明眼人其鉴而悟之，笔有难于尽意也。

地利地利一

地利关于子嗣，非不重也。有阴宅之宜子孙者，常见螽斯之多，有阳宅之宜子嗣者，惟生气天乙方为最吉。然吉地吉人，每多不期而会，所谓有德斯有人，有人斯有土，此其所致之由，自非偶然，故曰必先有心地，而后有阴地，信非诬也。第其理深义邃，有非一言可悉，然宗枝攸系，诚有不可不知者。此外如寝室交会之所，亦最当知宜忌，凡神前庙社之侧，井灶冢柩之旁，及日月火光照临，沉阴危险之地，但觉神魂不安之处，皆不可犯，倘有不谨，则夭枉残疾，飞灾横祸，及不忠不孝之流，从而出矣，验如影响，可不慎哉？

基址地利二

欲绵瓜瓞，当求基址，盖种植者必先择地，沙砾之场，安望稻黍？求子者必先求母，薄福之妇，安望熊罴？倘欲为子嗣之谋，而不先谋基址，计非得也。然而基址之说，隐微叵测，察亦诚难，姑举其显而易者十余条，以见其概云耳。大都妇人之质，贵静而贱动，贵重而贱轻，贵厚而贱薄，贵苍而贱嫩。故凡唇短嘴小者不堪，此子处之部位也；耳小轮薄者不堪，此肾气之外候也；声细而不振者不堪，此丹田之气本也；形体薄弱者不堪，此藏蓄之宫城也；饮食纤细者不堪，此仓廪血海之源也；发焦齿豁者不堪，肝亏血而肾亏精也；睛露臀削者不堪，藏不藏而后无后也；颜色娇艳者不堪，与其华者去其实也；肉肥胜骨者不堪，子宫隘而肾气诎也；袅娜柔脆，筋不束骨者不堪，肝肾亏而根干不坚也；山根唇口多青气者不堪，阳不胜阴，必多肝脾之滞逆也；脉见紧数弦涩者不堪，必真阴亏弱，经候不调而生气杳然者也。此外，如虎头熊项，横面竖眉，及声如豺狼之质，必多刑克不吉，远之为宜。又若刚狠阴恶，奸险克薄之气，尤为种类源流，子孙命脉所系，乌可近之？虽曰尧亦有丹朱，舜亦有瞽叟，然二气相合，未必非一优一劣之所致，倘使阴阳有序，种址俱宜，而稼穑有不登者，未之有也。惟一有偏胜，则偏象见矣，是种之不可不择者有如此，不然，则麟趾之诗，果亦何为而作者耶？余因人艰嗣之苦，复见人有不如无之苦，故愿天常生好人，所以并虑及之。

十机人事一

阴阳之道，合则聚，不合则离，合则成，不合则败，天道人事莫不由之，而尤于斯道为最。合与不合，机有十焉，使能得之，权在我矣。

一曰阖辟，乃妇人之动机也。气静则阖，气动则辟，动缘气至，如长鲸之饮川，如巨觥之无滴。斯时也，吸以自然，莫知其入，故未有辟而不受者，未有受而不孕者，但此机在瞬息之间，若未辟而投，失之太早；辟已而投，失之太迟。当此之际，自别有影响情状可以默会，不可以言得也，惟有心人能觉之，带雨施云，鲜不谷矣。

二曰迟速，乃男女之合机也。迟宜得迟，速宜见速，但阴阳情质禀有不齐，固者迟，不固者速。迟者嫌速，则犹饥待食，及咽不能；速者畏迟，则犹醉添杯，欲吐不得，迟速不侔，不相投矣。以迟遇疾，宜出奇由迳，勿逞先声；以疾遇迟，宜静以自持，挑而后战，能反其机，适逢其会矣。

三曰强弱，乃男女之畏机也。阳强阴弱则畏如蜂虿，避如戈矛；阳弱阴强，则闻风而靡，望尘而北，强弱相凌，而道同意合者鲜矣。然抚弱有道，必居仁由义，务得其心；克强固难，非聚精会神，安夺其魄？此所以强有不足畏，弱有不足虞者，亦在乎为之者之何如耳。

四曰远近，乃男女之会机也。或以长材排闼，唐突非堪，或以偷觑跽门，敢窥堂室，欲拒者不能，欲吞者不得，睽隔如斯，其能姤乎？然敛迹在形，致远在气，敛迹在一时，养气非顷刻，使不有教养之夙谋，恐终无刚劲之锐气，又安能直透重围，而使鸠居鹊巢也。

五曰盈虚，乃男女之生机也。胃有盈虚，饱则盈而饥则虚也。肾有盈虚，蓄则盈而泄则虚也。盛衰由之，成败亦由之，不知所用，则得其忘而失其常耳。

六曰劳逸，乃男女之气机也。劳者气散而怯，逸者气聚而坚，既可为破敌之兵机，亦可为种植之农具，动得其宜，胜者多矣。

七曰怀抱，乃男女之情机也。情投则合，情悖则离。喜乐从阳，故多阳者多喜，郁怒从阴，故多阴者多怒。多阳者多生气，多阴者多杀气。生杀之气，即孕育贤愚之机也，莫知所从，又胡为而然乎？

八曰暗产，乃男子之失机也。勿谓我强，何虞子嗣；勿谓年壮，纵亦何妨。不知过者失佳期，强者无酸味，而且随得随失，犹所莫知，自一而再，自再而三，则亦如斯而已矣。前有小产论，所当并察之。

九曰童稚，乃女子之时机也。方苞方萼，生气未舒，甫童甫笄，天癸未裕，曾见有未实之粒可为种否？未足之蚕可为茧否？强费心力而年衰者能待乎？其亦不知机也矣。

十曰二火，乃男女之阳机也。夫君火在心，心其君主也；

相火在肾，肾其根本也。然二火相因，无声不应，故心宜静，不静则火由欲动，而自心挑肾。先心后肾者，以阳烁阴，出乎勉强，勉强则气从乎降，而丹田失守，已失元阳之本色。肾宜足，肾足则阳从地起，而由肾及心。先肾后心者，以水济火，本乎自然，自然则气主乎升，而百脉齐到，斯诚化育之真机。然伶薄之夫每从勉强，故多犯虚劳，讵云子嗣？朴厚之子，常由自然，故品物咸亨，奚虑后人？知机君子，其务阳道之真机乎？

蓄妾人事二

无故置妾，大非美事，凡诸反目败乱多有由之，可已则已，是亦齐家之一要务也。其若年迈妻衰，无后为大，则势有不得不置者。然置之易而蓄之难，使蓄不有法，则有蓄之名，无蓄之实，亦仍与不蓄等耳。而蓄之之法，有情况焉，有寝室焉。以情况言之，则主母见妾，大都非出乐从，所以或多嗔怒，或多骂詈，或因事责其起居，或假借加以声色，是皆常情之所必至者。而不知产育由于血气，血气由于情怀，情怀不畅，则冲任不充，冲任不充，则胎孕不受，虽云置妾，果何益与？凡蓄妾之不可过严者以此。再以寝室言之，则宜静宜远，宜少近耳目者为妙。盖私构之顷，锐宜男子，受宜女人，其锐其受，皆由乎气。当此时也，专则气聚而直前，怯则气馁而不摄，此受与不受之机也。然勇怯之由，其权在心，盖心之所至，气必至焉，心有疑惧，心不至矣。心有不至，气亦不至矣。倘临期惊有所闻，则气在耳而不及器矣。疑有所见，则气在目而不及器矣。或忿或畏，则气结在心而不至器矣。气有不至，则如石投水，而水则无知也。且如两阵交锋，最嫌奸细之侦伺，一心无二，何堪谗间以相离。闺思兵机，本无二致，凡妾室之不可不静而远者以此。虽然，此不过为锦囊无奈者设，倘有高明贤淑，因吾言而三省，惟宗祧之是虑，不惟不妒，而且相怜，则愈近愈慰，而远之之说，岂近人情？又若有恭谨良人，小心奉治，则求容已幸，又安敢有远而敬之之念。其然其然，吾未如之何也已。

药食药食一

种子之方，本无定轨，因人而药，各有所宜。故凡寒者宜温，热者宜凉，滑者宜涩，虚者宜补，去其所偏，则阴阳和而生化著矣。今人不知此理，而但知传方，岂宜于彼者亦宜于此耶？且或见一人偶中，而不论宜否，而遍传其神，竞相制服，又岂知张三之帽，非李四所可戴也。今录十方于后，择宜用之，庶获济矣。

妇人血气俱虚，经脉不调，不受孕者，惟毓麟珠随宜加减用之为最妙。其次，则八珍益母丸亦佳。若脏寒气滞之甚者，用续嗣降生丹亦妙。

男子脏气平和而惟精血不足者，宜还少丹、全鹿丸、无比山药丸。若右肾阳气不足者，宜右归丸，或毓麟珠俱妙。若阳痿精衰，虚寒年迈艰嗣者，必宜赞育丹。若阳盛阴虚，左肾精气不足者，宜左归丸或延年益嗣丹。若火盛水亏，多内热者，宜大补阴丸。此外，如河车种玉丸、乌鸡丸、黑锡丹之类，皆可酌用。

用药法药食二

凡男女胎孕所由，总在血气，若血气和平壮盛者无不孕育，亦育无不长。其有不能孕者，无非气血薄弱，育而不长者，无非根本不固。即如诸病相加，无非伤损血气，如果邪逆未除，但当以煎剂略为拨正，拨正之后，则必以调服气血为主，斯为万全之策。所以凡用种子丸散，切不可杂以散风消导，及败血苦寒峻利等药。盖凡宜久服而加以此类，则久而增气，未有不反伤气血而难于孕者也。再若香附一物，自王好古曰：乃妇人之仙药，多服亦能走气。而后世不言走气，但相传曰：香附为妇人之要药，由是但治妇人，则不论虚实，无弗用之。不知香附气香味辛性燥，惟开郁散气、行血导滞，乃其所长，若气虚用之，大能泄气，血虚用之，大能耗血，如古方之女金丹，又四制香附丸之类，惟气实血滞者用之为宜。凡今妇人十有九虚，顾可以“要药”二字而一概用之乎？用之不当，则渐耗渐弱，而胎元之气必反将杳然矣。

饮食药食三

凡饮食之类，则人之脏气各有所宜，似不必过为拘执，惟酒多者为不宜。盖胎种先天之气，极宜清楚，极宜充实，而酒性淫热，非惟乱性，亦且乱精。精为酒乱，则湿热其半，真精其半耳。精不充实则胎元不固，精多湿热，则他日痘疹、惊风、脾败之类，率已受造于此矣。故凡欲择期布种者，必宜先有所慎，与其多饮，不如少饮，与其少饮，犹不如不饮，此亦胎元之一大机也。欲为子嗣之计者，其毋以此为后着。

男病疾病一

疾病之关于胎孕者，男子则在精，女人则在血，无非不足而然。凡男子之不足，则有精滑、精清、精冷者，及临事不坚，或流而不射者，或梦遗频数，或便浊淋涩者，或好色以致阴虚，阴虚则腰肾痛惫；或好男风以致阳极，阳极则亢而亡阴；或过于强固，强固则胜败不治；或素患阴疝，阴疝则肝肾乖离。此外，则或以阳衰，阳衰则多寒，或以阴虚，阴虚则多热，若此者，是皆男子之病，不得尽诿之妇人也。倘知其由而宜治则治之，宜反则反之，必先其在我而后及妇人，则事无不济矣。

女病疾病二

妇人所重在血，血能构精，胎孕乃成。欲察其病，惟于经候见之。欲治其病，惟于阴分调之。盖经即血也，血即阴也，阴以应月，故月月如期，此其常也。及其为病，则有或先或后者，有一月两至者，有两月一至者，有枯绝不通者，有频来不止者，有先痛而后行者，有先行而后痛者，有淡色、黑色、紫色者，有瘀而为条为片者，有精血不充而化作白带、白浊者，有子宫虚冷而阳气不能生化者，有血中伏热而阴气不能凝成者，有血癥气痞，子脏不收，月水不通者，凡此皆真阴之病也。真阴既病，则阴血不足者不能育胎，阴气不足者不能摄胎。凡此摄育之权，总在命门，正以命门为冲任之血海，而胎以血为主，血不自生，而又以气为主，是皆真阴之谓也。所以凡补命门，则或气或血，皆可谓之补阴，而补阴之法，即培根固本之道也。凡自壮至老，乃人人之所不可缺者，而矧以先天后天之肇基，又将舍是而何求乎？是以调经种子之法，亦惟以填补命门，顾惜阳气为之主。然精血之都在命门，而精血之源又在二阳心脾之间。盖心主血，养心则血生，脾胃主饮食，健脾胃则气布，二者胥和，则气畅血行，此情志饮食又当先经脉而为之计者，亦无非补阴之源也。使不知本末先后而妄为之治，则又乌足以言调经种子之法。以上宜麟策终。

盈虚吟六八

谁识雌雄在坎离，玄关消息有真机。坎虚离实云非是，坎实离虚亦是非。天以至刚方得体，地缘无日乃成泥。三生同有金丹在，试问仙翁知不知？

辨　古六九

种子之法，古人言之不少，而余谓其若未尽善者，盖亦有疑而云然，谨并列而辨之，亦以备达者之裁正。

《广嗣诀》云：三十时辰两日半，二十八九君须算，落红满地是佳期，金水过时徒霍乱，霍乱之时枉费功，树头树底觅残红，但解开花能结子，何愁丹桂不成丛。按：此言妇人经期方止，其时子宫正开，便是布种之时，过此佳期，则子宫闭而不受胎矣，然有十日半月及二十日之后受胎者，又何为其然也。又一哲妇曰：若依此说，则凡有不端者，但于后半月为之，自可无他虑矣。善哉言也，此言果可信否？

《道藏经》曰：妇人月信止后一日、三日、五日合者，乾道成男；二日、四日、六日合者，坤道成女。按：此以单数属阳故成男，偶数属阴故成女，果若然，则谁不知之，得子何难也？总未必然。

《褚氏遗书》云：男女之合，二情交畅，若阴血先至，阳精后冲，血开裹精，精入为骨而男形成矣；阳精先至，阴血后参，精开裹血，血入为本而女形成矣。按：此一说，余初见之，甚若有味有理，及久察之，则大有不然。盖相合之顷，岂堪动血，惟既结之后，则精以肇基，血以滋育而胎渐成也。即或以血字改为精字，曰阴精先至，似无不可。然常见初笄女子，有一合而即孕者，彼于此时，畏避无暇，何云精泄？但其情动则气至，气至则阴辟，阴辟则吸受，吸受则无不成孕，此自然之正理也。若褚氏之说，似穿凿矣。

东垣曰：经水断后一二日，血海始净，精胜其血，感者成男；四五日后，血脉已旺，精不胜血，感者成女。按：此说亦非确论，今见多生女者，每加功于月经初净而必不免于女者，岂亦其血胜而然乎。

丹溪曰：阴阳交媾，胎孕乃凝，所藏之处，名曰子宫。一系在下，上有两歧，中分为二，形如合钵，一达于左，一达于右。精胜其血，则阳为之主，受气于左子宫而男形成；精不胜血，则阴为之主，受气于右子宫而女形成。按：此乃与《圣济经》左动成男，右动成女之说同。第以子粒验之，无不皆有两瓣，故在男子亦有二丸，而子宫之义谅亦如此，信非谬也。惟左受成男，右受成女之说，则成非事后莫测其然。即复有左射右射之法，第恐阴中阖辟，自有其机，即欲左未必左，欲右未必右，而阴阳相胜之理，则在天时人事之间，似仍别有一道，虽知此说，终无益也。

述　古七十

《褚氏遗书》曰：建平孝王妃姬皆丽无子，择民家未笄女子入御，又无子，问曰：求男有道乎？澄对曰：合男女必当其年，男虽十六而精通，必三十而娶；女虽十四而天癸至，必二十而嫁，皆欲阴阳完实，然后交而孕，孕而育，育而子坚壮强寿。今未笄之女，天癸始至，已近男色，阴气早泄，未完而伤，未实而动，是以交而不孕，孕而不育，而子脆不寿，此王之所以无子也。然妇人有所产皆女者，有所产皆男者，大王诚能访求多男妇人至宫府，有男之道也。王曰：善。未再期生六男。夫老阳遇少阴，老阴遇少阳，亦有子之道也。

子嗣类论列总方七一

毓麟珠新因十四

左归丸新补四

右归丸新补五

赞育丹新因又十四

还少丹补一三五

全鹿丸补一二七

无比山药丸补一三六

延年益嗣丹妇一三五

大补阴丸寒一五七

八珍益母丸妇一三八

续嗣降生丹妇一三六

女金丹妇一三三

四制香附丸妇一三二

河车种玉丸妇一三七

乌鸡丸四方妇一三九后

黑锡丹热一八九

癥瘕类

论　证七二

癥瘕之病，即积聚之别名，《内经》只有积聚疝瘕，并无癥字之名，此后世之所增设者。盖癥者征也，瘕者假也，征者成形而坚硬不移者是也，假者无形而可聚可散者是也。成形者，或由血结，谓之血癥，或由食结，谓之食癥。无形者惟在气分，气滞则聚而见形，气行则散而无迹，此癥瘕之辨也。然又有痛者，有不痛者。痛者联于气血，所以有知，气血行则愈，故痛者易治；不痛者不通气血，另结窠囊，药食难及，故不痛者难治，此又治之有辨也。其他如肺之积曰息奔，心之积曰伏梁，脾之积曰痞气，肝之积曰肥气，肾之积曰奔豚，以至后世有曰痃癖、曰痞块之属，亦不过以形见之处有不同，故名亦因之而异耳。总之非在气分，则在血分，知斯二者，则癥瘕二字已尽之矣。但血癥气瘕，各有虚实，而宜攻宜补，当审之真而用之确也。诸经义另详积聚门，所当参阅。

骨空论曰：任脉为病，男子内结七疝，女子带下瘕聚。张子和曰：遗溺闭癃，阴痿脬痹，精滑白淫，皆男子之疝也。若血涸、月事不行，行后小腹有块，或时动移，前阴突出，后阴痔核，皆女子之疝也。但女子不谓之疝而谓之瘕。

血　癥七三

瘀血留滞作癥，惟妇人有之。其证则或由经期，或由产后，凡内伤生冷，或外受风寒，或恚怒伤肝，气逆而血留，或忧思伤脾，气虚而血滞，或积劳积弱，气弱而不行，总由血动之时，余血未净，而一有所逆，则留滞日积而渐以成癥矣。然血必由气，气行则血行，故凡欲治血，则或攻或补，皆当以调气为先。罗谦甫曰：养正邪自除，必先调养，使营卫充实，若不消散，方可议下。但除之不以渐，则必有颠覆之害，若不守禁忌，纵嗜欲，其有不丧身者鲜矣。

血瘀作痛，或成形不散，在脐腹之下，若暂见停蓄而根盘未固者，只宜五物煎，或决津煎加减主之，则血无不去，痛无不止，足称神剂。

妇人形气病气俱实，或腹胀，或痛甚，而新有所逆，但欲行滞止痛者，宜通瘀煎、失笑散、玄胡当归散、加减四物汤之类，疏之导之，气通滞去，痛必自愈。若稍久且坚而欲消之磨之，宜三棱煎、万病丸之类主之。

形气强壮而瘀血不行，或大病结闭，或腹胀痛甚，有非下不可者，宜《良方》桃仁承气汤下之最捷，或用夺命丹、桃仁煎、穿山甲散、赤金豆之类皆可。然下须详慎，非有大实不得已之证，不宜妄用。

养正之法，当察阴阳上下，病之久新，及邪正强弱之势。其有停瘀虽甚而元气困弱者，不可攻。病久而弱，积难摇动者，不可攻。凡此之类，皆当专固根本，以俟其渐磨渐愈，乃为良策。如郁结伤脾者，宜用归脾汤、逍遥饮、寿脾煎。脾胃虚寒者，宜温胃饮、养中煎、六君子汤。肝肾虚寒者，宜大营煎、暖肝煎、理阴煎，或《良方》交加散亦可。脾肾虚寒，大便泄泻或不实者，宜胃关煎、理阴煎。病久脾肾气滞而小腹痛胀者，宜八味地黄丸。肝火不清，血热而滞者，宜加味逍遥散。以上诸证，凡虚中带滞者，不妨于前药中各加行气导滞之品，此在用者之圆活也。

妇人久癥宿痞，脾肾必亏，邪正相搏，牢固不动，气联子脏则不孕，气联冲任则月水不通。内治之法宜如前，外以阿魏膏贴之，仍用熨痞方，或用琥珀膏亦可。然必须切慎七情及六淫、饮食起居，而不时随证调理，庶乎可愈。

食　癥七四

凡饮食留聚而为癥痞者，或以生冷，或以风寒，或以忿怒气逆，或以劳倦饥馁，而饮食叠进不用消化，则积而成癥矣。然胃气强者必不致留聚饮食，而饮食之不能化者，必由脾肾气弱而然。所以治此者，宜酌虚实而为攻补，庶乎得效也。诸治法详积聚门，宜参而用之。

立斋曰：前证若形气虚弱，须先调补脾胃为主，而佐以消导。若形气充实，当先疏导为主，而佐以补脾胃。若气壅血滞而不行者，宜用乌药散散而行之。若脾气虚而血不行者，宜用四君、芎、归补而行之。若脾气郁而血不行者，宜用归脾汤解而行之。若肝肾血燥而不行者，宜用加味逍遥散清而行之。大抵食积痞块之证，皆以邪气盛则实，真气夺则虚，但当养正辟邪而积自除矣。虽曰坚者削之，客者除之，若胃气未虚，或可少用，若病久虚乏者，不宜轻用。

气　瘕七五

瘕者，假也。所谓假者，谓其形虽若癥，而原无根窠，非若癥痞之坚顽有形者也。盖有形者，或因血积，或因食积，积有定形，所不可移易者也。无形者，病在气分，气逆则甚，气散则缓，聚散无根者也。惟其无根，故能大能小，或左或右，或近胁肋而如臂如指，则谓之痃癖；或下脐腹而为胀为急，则谓之疝瘕。《难经》曰：病有积聚，何以别之？然，积者阴气也，阴沉而伏；聚者阳气也，阳浮而动。故积者五脏之所生，聚者六腑之所成也。然则癥由于积，积在阴分而有渊薮，故攻之非易；瘕由于聚，聚在阳分而犹乌合，故散之非难，此癥瘕之辨有如此。惟散之之法，最有因通因塞之妙用，而人多莫之知也。

凡病在气分而无停蓄形积者，皆不可下。盖凡用下者，可除有形，而不可以除无形。若气因形滞者，去其积则气亦顺，自无不可。若全在无形气分，即下亦不去，而适足以败正气也，宜切识之。

散气之法，只在行气，盖气行则散也。但行气之法，大有权宜，如气实则壅滞，宜破而行之；气闭则留蓄，宜利而行之；气热则干涸，宜寒而行之；气寒则凝结，宜温而行之，此散气治瘕之大法也。然瘕聚之证，使果气强力健，则流行不息，又何瘕聚之有？惟正气不行，而后邪气得聚，经曰：邪之所凑，其气必虚。故凡为此病，必气虚者多，虚不知补，则正气不行，正气不行，则邪气不散，安望其有瘳乎？但实者有据，故显而易见，虚每似实，故隐而难知，此所以当辨其真也。

破气行气之剂，凡气实气壅之甚而为胀为痛者，宜排气饮、木香顺气散、木香调气散、四磨汤、诸七气汤之类主之。若血中之气滞而为瘀为痛者，宜失笑散、通瘀煎、调经饮，甚者《良方》夺命丹。疝瘕气聚者，荔香散，甚者天台乌药散。气结膀胱，小水不利者，小分清饮、四苓散、五苓散。气结大肠，干秘不行者，搜风顺气丸、麻仁丸。水亏血虚而秘滞者，济川煎。肝气逆而为聚者，解肝煎，兼火者，化肝煎。气聚兼热，火郁不行者，抽薪饮、大分清饮。寒滞不行，气结胀聚者，抑扶煎、和胃饮、丁香茯苓汤。三焦壅滞，气道不清而中满肿胀者，廓清饮。痰饮水气停蓄胸胁而为吞酸呕逆者，苓术二陈煎、六安煎、和胃饮、括痰丸之类主之。以上诸法，惟气实瘕聚者宜之，凡元气不足者，皆不可用。

补气以行气之剂，如圣愈汤、参归汤、七福饮，皆能调心气之虚滞。五味异功散、参术汤，能理心脾之气虚不行。独参汤、参附汤，能助肺以行五脏之治节。若脾胃气虚而滞者，惟六君子汤、归脾汤为宜。脾胃虚寒而滞者，必温胃饮、理中汤、五君子煎最佳。若虚在脾肾阴分，气有不行而或为痰饮，或为胀满，或为呕吐腹痛等证，非理阴煎不可。若虚在血中之气而为滞为痛，微则四物汤，甚则五物煎、决津煎、大营煎方可。若肝肾寒滞，小腹气逆而痛者，必暖肝煎以温之。若脾肾气虚，门户不要而为滞为痛者，必关胃煎以固之。若元气下陷，滞而不升者，宜补中益气汤、举元煎以举之。若元气大虚，气化不行而滞者，必五福饮、十全大补汤、大补元煎，或六味回阳饮以培补之。以上皆补气行气之法也，亦不过为之筌蹄云耳，而此中之用，诚有未可以言悉者。然常人之情，犹为气之滞者，惟破之散之为宜，而反云补之，必不然也。不知客之强者，以主之弱，邪之胜者，惟正之虚。凡今人之病虚者最多，而用补者最少，治与病违，而欲以药济人，盖亦罕矣。即余以多虚少实，谆谆为言，而人亦未信，姑以人事喻之，其或可晓然乎？夫人之虚实，亦犹人之贫富，气实者若富翁，气虚者若贫士，今人于千百中而富有者其几？舍富之外尽贫人矣，其多其少即此类也，又有华其貌，而罄其室者，人多难测，亦此类也。但贫人之情，可益不可损，增一分犹然未足，削一分其窘何堪？使以潜消暗剥之术，而加之贫寒窘乏之士，阴移人祚而人不之觉，亦甚堪怜矣。此道以仁为术，其可不以此为心乎？嗟乎！人生以气为主，得气则生，失气则死。夫知者知人之命，不知者知人之病，若强不知以为知，而徒资便给，以人命为尝试者，则其概可知矣。

癥瘕类论列总方七六

四君子汤补一

五君子煎新热六

六君子汤补五

四物汤补八

五物煎新因三

五味异功散补四

五福饮新补六

七福饮新补七

十全大补汤补二十

圣愈汤补九十

大补元煎新补一

补中益气汤补三十

参术汤补四十

参归汤补三八

六味回阳饮新热二

参附汤补三七

独参汤补三五

六味地黄丸补百二十

举元煎新补十七

大营煎新补十四

八味地黄丸补一二一

寿脾煎新热十六

逍遥饮新因一

加味逍遥散补九三

归脾汤补三二

养中煎新热四

苓术二陈煎新和四

温胃饮新热五

胃关煎新热九

丁香茯苓汤热六三

理中汤热一

理阴煎新热三

天台乌药散和三二九

暖肝煎新热十五

和胃饮新和五

木香调气散和四四

解肝煎新和十一

化肝煎新寒十

木香顺气散和四三

排气饮新和六

抑扶煎新热十一

搜风顺气丸和三四三

乌药散和七四

六安煎新和二

桃仁承气汤攻四

四磨汤和五二

廓清饮新和十三

大分清饮新和九

抽薪饮新寒三

济川煎新补二一

小分清饮新和十

七气汤和四七

调经饮新因四

《良方》交加散妇百

决津煎新因二

通瘀煎新因五

加减四物汤妇百十二

失笑散妇百四

五苓散和一八二

玄胡当归散妇九八

三棱丸攻三七、六十

荔香散新因二八

四苓散和一八七

夺命丹妇六四

括痰丸新和十九

穿山甲散攻四十

桃仁煎攻三九

赤金豆新攻二

麻仁丸攻九二

万病丸妇一四三

熨痞方攻八八

琥珀膏外三一七

阿魏膏外三一二

前阴类

阴　挺七七

妇人阴中突出如菌如芝，或挺出数寸，谓之阴挺。此或因胞络伤损，或因分娩过劳，或因郁热下坠，或因气虚下脱，大都此证当以升补元气、固涩真阴为主。如阴虚滑脱者，宜固阴煎、秘元煎。气虚陷下者，补中益气汤、十全大补汤。因分娩过劳气陷者，寿脾煎、归脾汤。郁热下坠者，龙胆泻肝汤、加味逍遥散。

水杨汤　治妇人阴中生物痒痛，牵引腰腹，多由房事太过，或因淫欲不遂，或因非理所为，以致阴户有伤，名曰阴挺。

金毛狗脊　五倍子　枯矾　鱼腥草　水杨根　黄连各一两

上为末，分四剂，用有嘴瓦罐煎汤，外预以竹筒去节，接罐嘴，引热气熏入阴中，或透挺上。俟汤温，仍用洗沃之。仍服治挺诸药。

阴　肿七八

妇人阴肿，大都即阴挺之类。然挺者多虚，肿者多热。如气陷而热者，升而清之，宜清化饮，如柴胡、防风之属。气闭而热者，利而清之，宜大分清饮、徙薪饮。肝肾阴虚而热者，加味逍遥散。气虚气陷而肿者，补中益气汤。因产伤阴户而肿者，不必治肿，但调气血，气血和而肿自退。或由损伤气滞，无关元气而肿者，但以百草汤熏洗之为妙。

一方　治阴中肿痛。用枳壳半斤，切，炒，乘热以帛裹熨之，以消其外；仍用少许乘热裹纳阴中，冷即易之，不三次愈。

一方　用小麦、朴硝、白矾、五倍子、葱白煎汤浸洗。

甘菊汤　治阴户肿。用甘菊苗叶不拘多少，捣烂，以百沸汤淋汁熏浸洗之。

阴　疮七九

妇人阴中生疮，多由湿热下注，或七情郁火，或纵情敷药，中于热毒。其外证则或有阴中挺出如蛇头者，谓之阴挺，如菌者，谓之阴菌，或如鸡冠，或生虫湿痒，或内溃肿烂疼痛，常流毒水。其内证则或为体倦内热，经候不调，或为饮食不甘，晡热发热，或为小腹痞胀，腰胁不利，或为小水淋沥，赤白带下。凡治此之法，若肿痛内外俱溃者，宜芍药蒺藜煎为最佳，或四物汤加栀子、丹皮、胆草、荆芥，或用加味逍遥散。若湿痒者，宜芍药蒺藜煎，或归脾汤加柴、栀、丹皮。淋涩者，宜龙胆泻肝汤加白术、丹皮。淋涩而火盛痛胀者，宜大分清饮或抽薪饮。肿而坠毒者，补中益气汤加山栀、丹皮。可洗者用百草煎。可敷者宜螵蛸散、完疮散。

蛇蜕散　治妇人阴疮。先以荆芥、蛇床子汤熏洗，挹干敷药。

蛇蜕一条，烧存性　枯矾　黄丹　萹蓄　藁本各一两　硫黄　荆芥穗　蛇床子各五钱上为细末，香油调搽，湿则干掺。

阴　痒八十

妇人阴痒者，必有阴虫，微则痒，甚则痛，或为脓水淋沥，多由湿热所化，名曰慝。内宜清肝火，以龙胆泻肝汤及加味逍遥散主之，外宜桃仁研膏，和雄黄末，或同鸡肝纳阴中，以制其虫。然无如银朱烟搽鸡肝以纳之，尤妙。

椒茱汤　治妇人阴痒不可忍，惟以热汤泡洗，有不能住手者。

花椒　吴茱萸　蛇床子各一两　藜芦半两　陈茶一撮　炒盐二两　以水五升煎汤，乘热熏洗。

杏仁膏　治妇人阴痒不可忍。

杏仁烧存性　麝香少许

上为末，用旧帛裹之，缚定火上炙热，纳阴中。

椿根皮汤　治阴痒突出。

臭椿皮　荆芥穗　藿香等份

上锉，煎汤熏洗，即痒止而入。

一方　治疳虫下蚀下部。用蒲黄、水银研匀傅入，外以鹤虱草煎汤熏洗。

炙肝散　治妇人阴痒虫蚀。用牛肝或猪肝，切三寸长，大如钱，炙熟纳阴中，引虫出尽即愈。

一方　治阴中虫痒。捣桃叶，绵裹纳阴中，日易三四次。

一方　治阴痒。同蛇床子一两，白矾五钱，煎汤淋洗。

阴　冷八一

妇人阴冷，有寒证，有热证。寒由阳虚，真寒证也；热由湿热，假寒证也。假寒者必有热证，如小便涩数黄赤，大便燥结，烦渴之类是也；真寒者，小便清利，阳虚畏寒者是也。真寒者宜补其阳，如理阴煎、十补丸、加减续嗣降生丹；假寒者当清其火，宜龙胆泻肝汤、加味逍遥散。肝肾虚寒者，宜暖肝煎、镇阴煎、大营煎；脾胃虚寒者，宜理中汤、理阴煎、寿脾煎之类主之。

交接出血而痛八二

凡妇人交接即出血者，多由阴气薄弱，肾元不固，或阴分有火而然。若脾虚气陷不能摄血者，宜补中益气汤或补阴益气煎。若脾肾虚弱阴气不固者，宜寿脾煎、归脾汤。若肝肾阴虚不守者，宜固阴煎。若阴火动血者，宜保阴煎。

前阴类论列总方八三

固阴煎新固二

保阴煎新寒一

补中益气汤补三十

理阴煎新热三

理中汤热一

补阴益气煎新补十六

归脾汤补三二

寿脾煎新热十六

加味逍遥散补九三

四物汤补八

秘元煎新固一

续嗣降生丹妇一三六

清化饮新因十三

大营煎新补十四

芍药蒺藜煎新因三五

镇阴煎新热十三

暖肝煎新热十五

龙胆泻肝汤寒六二

十补丸热一七三

徙薪饮新寒四

大分清饮新寒五

百草煎新因三七

螵蛸散新因三八

银朱烟新因五三

抽薪饮新寒三

完疮散新因五十九